回復期リハビリテーションの実践戦略

活動と転倒

リハ効果を最大に，リスクを最小に

編著 大高洋平

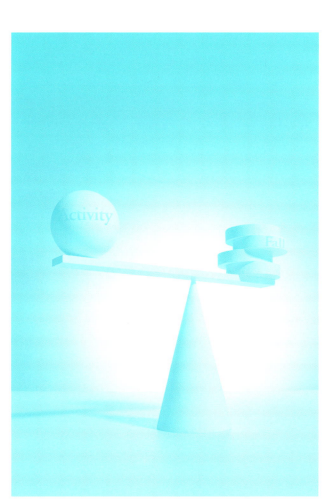

医歯薬出版株式会社

This book was originally published in Japanese
under the title of :

KAIFUKUKI RIHABIRITESHON-NO JISSEN SENRYAKU
KATSUDOU TO TENTOU
RIHAKOUKAWO SAIDAINI RISUKUWO SAISHOUNI
(Practical strategy in the subacute rehabilitation wards
Activities and falls
Maximizing the effectiveness, minimizing the risk)

Editor :
OTAKA, Yohei
  Department of Rehabilitation Medicine
  Keio University of Medicine,
  Tokyo Bay Rehabilitation Hospital

© 2016 1st ed.
ISHIYAKU PUBLISHERS, INC.
  7-10, Honkomagome 1 chome, Bunkyo-ku,
  Tokyo 113-8612, Japan

執筆者一覧

● 編集
大高　洋平　　慶應義塾大学医学部リハビリテーション医学教室，東京湾岸リハビリテーション病院　医師

● 執筆（執筆順）
大高　洋平　　（編集に同じ）
松浦　大輔　　東京湾岸リハビリテーション病院　医師
中西　まゆみ　東京湾岸リハビリテーション病院　看護師
川野　靖江　　東京湾岸リハビリテーション病院　看護師
井坂　碧　　　東京湾岸リハビリテーション病院　看護師
井上　靖悟　　東京湾岸リハビリテーション病院　理学療法士
坂田　祥子　　東京湾岸リハビリテーション病院　作業療法士
渡邉　望　　　東京湾岸リハビリテーション病院　言語聴覚士
鈴木　雄介　　鈴木法律事務所，東京湾岸リハビリテーション病院　医師・弁護士

● 執筆協力（五十音順）
市川　愛　　　東京湾岸リハビリテーション病院　看護師
伊藤　幸枝　　東京湾岸リハビリテーション病院　事務
熊谷　将志　　東京湾岸リハビリテーション病院　作業療法士
後藤　悠人　　東京湾岸リハビリテーション病院　理学療法士
髙木　朋子　　東京湾岸リハビリテーション病院　看護師
谷　　晴菜　　東京湾岸リハビリテーション病院　看護師

序

　リハビリテーション（以下，リハ）とは，"動く"ことを手段として，"動けない"が"動ける"になる過程を支援することである．
　その過程には，課題・環境の難易度設定，反復練習，成功体験の強化，そして失敗から学ぶことが必要である．動けないのに動くわけだから当然，多くの失敗と困難が生じるが，それを活かし乗り越え，成功への道筋を探る．この過程は，子どもの発達と同様である．最初は立つこともできない状態だが，動くことを通じて，やがて歩けるようになる．そこには多くの失敗，すなわち転倒があり，しかも動けば動くほど転倒する機会は増えるのだが，それらを乗り越えて最終的には転ばないで歩けるようになる．リハにおいて，転倒という事象はある意味必然的な面もある．
　ところがリハ現場において，患者さんが転ぶことは御法度である．上記のように少し特殊な事象であるにも関わらず，転倒は他のインシデント，例えば薬の誤投与などと並列で扱われることが多い．それは，転倒に伴って稀に生じる深刻な心身のダメージが大きな問題となるからである．したがって，ある意味必然であるにもかかわらず，転倒を決して生じさせてはいけない，という困難な制約条件がリハ現場には課せられている．
　多くの転倒は，自ら"動く"結果として生じるもので，どこかから加えられたリスクではない．また，自ら"動く"ことは，将来"動ける"ためには必須である．転倒をリハ的な視点から捉えることなく，ただのリスクとみなして転倒をゼロにすることだけを考えるのなら，患者さんを常に監視して拘束しなくてはならない．それでは，"動く"ことで"動ける"を支援するリハとは真逆の方向性となってしまう．
　リハにおいて転倒は，手術に伴いやむを得ず生じる出血のように，活動性を上げる過程での"合併症"と捉えるのがより適切なのではないかと思う．そのうえで，どう合併症を減じるかという方策を考えるのがより自然である．そうでないと，リハの最大の成果，すなわち"動ける"ようになることがないがしろにされかねない．活動性を上昇させるアクセル機能と，転倒を可能な限り最小にさせるための抑制的なブレーキ機能の両方をうまく使い分けながら，

適切に活動調整を行っていく必要がある．成果すなわち"動ける"ことを最大限に得たうえで，その合併症である転倒をいかに減じるか，という考え方と方策を示すことが本書のテーマである．おおまかには，活動性の大きく変化する入院初期に転倒が多発することから，初期には少しブレーキ気味に，そしてリハ過程のなかで活動性が不連続に向上する峠においては，遅延なく安全に安静度アップができるようなアクセルの仕組みが必要と考えている．

　本書は，便利なクックブックではない．また，たくさんの執筆陣の英知を集めたような書物でもない．活動と転倒ということを軸にして，その思考をいかに練り上げ，現実的なリハ現場に落とし込むかという葛藤の結果が示されたものである．内容は未完であり，試行錯誤中のものである．今後さらなる向上が必要だと自覚しているし，いまもより良い方策を摸索している．ただ，活動と転倒は背中合わせの事象であり，そのなかで活動をいかに調整するかが本質であるということは，今後もそう変わらないと思っている．そう考え，問題提起として，そしてひとつのたたき台として本書を執筆した．この本をきっかけとして，さまざまな方がこの問題について議論し，今後のよりよいリハにつながっていけば本望である．

　本書の内容の多くは，東京湾岸リハビリテーション病院において日々の臨床を行うなかでの疑問や課題をチームで一つひとつ解決しながら育まれてきたものである．当病院長の近藤国嗣先生をはじめスタッフの皆様，そして執筆者の方々には，あらためてここに感謝を申し上げたい．最後に，いつも変わらぬ笑顔で支えてくれた医歯薬出版の担当の綾野泰子氏，鷲野正人氏，塚本あさ子氏のご協力なしには，本書は日の目をみることはなかった．この場を借りて感謝を申し上げたい．

2016年5月吉日

大高洋平

CONTENTS

序 ・・ 大高洋平　iv

第Ⅰ章　転倒の基本的な知識と考え方
―― 大高洋平

1. リハビリテーションにおける活動性向上と転倒の関係 ・・・・・・・・ 1
　Column　動けるようになるとリスクが上がる患者のリハビリテーションはどうすべきか ・・・・・・・・ 9

2. 回復期リハビリテーションにおける転倒の実態 ・・・・・・・・ 10
　Column　今の転倒だけを防げればよいのか ・・・・・・・・ 22

3. リハビリテーション病棟における転倒予防のエビデンス ・・・・・・・・ 23
　Column　転倒の真の責任はどこにあるのか ・・・・・・・・ 28
　Column　転倒はかならず悪で有害なのか ・・・・・・・・ 29

第Ⅱ章　活動調整による活動性向上と転倒予防
―― 大高洋平　松浦大輔

1. 回復期リハビリテーションにおける転倒予防の基本的戦略 ・・・・・・・・ 31

2. 入院直後から行う活動調整 ・・・・・・・・ 33

3. 動作能力の評価と活動性向上のシステム ・・・・・・・・ 42

4. 退院後にむけての入院中の対応 ・・・・・・・・ 52
　Column　妥当な転倒率とはどのくらいか ・・・・・・・・ 54

第Ⅲ章　多職種で取り組む転倒予防

1. 医師の役割 ……………………………………… 松浦大輔　55
2. 看護師の役割 ………………… 中西まゆみ　川野靖江　井坂　碧　59
   Column　能力と障害，どちらに重きをおくか ……………… 中西まゆみ　72
3. 理学療法士の役割 ……………………………… 井上靖悟　73
   Column　訓練におけるエラー，どこまでが許されるか ……… 井上靖吾　84
4. 作業療法士の役割 ……………………………… 坂田祥子　85
5. 言語聴覚士の役割 ……………………………… 渡邉　望　95
   Column　安全な高齢者介護のための取り組みとは ………… 渡邉　望　103
6. 医療安全委員会の役割 ………………………… 松浦大輔　104
   Column　個人レベルの転倒対策か国家レベルの転倒対策か ……… 大高洋平　107

第Ⅳ章　転倒事故と法的問題
―― 鈴木雄介

1. リハビリテーション医療にかかわる法律総論 ……… 109
2. 転倒・転落の判例から学ぶ ………………………… 114
3. 事故発生後の事後的検証 …………………………… 124

索引 ………………………………………………………… 129

第Ⅰ章

転倒の基本的な知識と考え方

1 リハビリテーションにおける活動性向上と転倒の関係

転倒とは

　転倒という言葉の意味は万人に共通のように思えるが，実はその意味するところは漠然としていて，人によって微妙に異なることが知られている[1]．そのため，明確な定義づけが重要となる．現在までにさまざまな定義が発表されているが，そのなかで主要なものとして，Kellogg International Work Group により提唱された定義[2]や，FICSIT 研究[3]において使われた定義[4]が多く使用される．両者の定義の違いは，前者は失神を区別して除外するが[2]，後者は区別せずに含む[4]ため，FICSIT 研究による定義のほうが幅広く使用可能であり，WHO[5]の定義もこれに準じているようである（表1）．上記の定義は，地域の高齢者には大きな問題はなく使用可能であるが，病院や施設の場合には，"意図せずに"かどうかを判定できないこと

表1 転倒の定義

発表者	原文	筆者訳
Kellogg International Work Group[2]	A fall is an event which results in a person coming to rest inadvertently on the ground or other lower level and other than as a consequence of the following: Sustaining a violent blow. Loss of consciousness. Sudden onset of paralysis, as in a stroke. An epileptic seizure.	転倒とは，意図せずに地面もしくはそれより低い場所に至ることである．以下の場合を除く． 強い外力． 意識消失． 脳卒中のような突然の麻痺． けいれん．
Buchner et al[4]	Unintentionally coming to rest on ground, floor, or other lower level；excludes coming to rest against furniture, wall, or other structure.	意図せずに地面，床，またはそれより低いところに至ったもの：家具や壁やその他の構造物に寄りかかったものは除く．
World Health Organization（WHO）[5]	Falls are commonly defined as "inadvertently coming to rest on the ground, floor or other lower level, excluding intentional change in position to rest in furniture, wall or other objects"	転倒は通常，「意図せずに地面やそれより低いところに至ったもので，意図して家具，壁，その他の構造物へ寄りかかった場合は除く」と定義される．

図1 転倒のリスク因子

転倒のリスク因子は，内因性のリスク因子（個人の特性）と外因性のリスク因子（外的環境や状況）があり，両者が複雑に関係して転倒が発生する．図中の内因性のリスク因子は，地域高齢者を対象にした33のコホート試験のうち少なくとも2つ以上の試験において，独立因子とされたリスク因子である．（　）内は修正相対危険度，*については，修正オッズ比[6]．

も実際にはある．これは，認知機能の低下した状態の患者が，どのような経緯かも不明で，床に横たわった状態で発見されるということが多々あるためである．このような場合にも転倒であったと推察して，転倒に含めることが妥当であるため，病院や施設では，現実的には"転倒したと推測された場合"も含めて転倒としている．さらに病院では，ベッドからの転落，椅子からのずり落ち，移乗時の転倒などのいずれであったのか状況がわからないことも多く，転倒と転落の区別が困難なことも多い．データ解析の際にはこれらを別々に扱うことも可能であるが，病院や施設において記録をつける際には，転倒と転落をひとまとめにして取り扱うほうが現実的である．なお，本書ではこういった点をふまえ，「転倒・転落」をまとめて「転倒」と記載することとした．

転倒の発生要因と予防手段

　転倒は，内的な要因と外的な要因が合わさって発生する．内的な要因とは，個人に起因する要因で，たとえば筋力の低下，視力の低下から転びやすくなるというようなことである．外的な要因とは，それ以外の外的環境や状況が該当する．床がすべりやすかったり，人混みのなかであったりということである．この両者が複雑に絡み合うことによって転倒は発生する．この原則については，対象者が誰であれ，どこにいようとも変わらない．図1に，地域高齢者の内因性のリスク因子[6]を外的環境に囲まれた形で示したが，この構図は対象者の生活環境がどこであっても同様である．

　ここで注意が必要なのは，"既知のリスク因子"の捉え方である．リスク因子は，それがどのような母集団で同定されたのかによって意味が異なる．ある母集団における転倒者につい

て，その母集団の他者とは異なる特徴は何であるかが検討され，その結果として，あるリスク因子が同定される．たとえば，対象とする母集団が全員女性であれば，性別はリスク因子には同定されない．同様に，全員に筋力低下がある集団であれば，それはリスク因子として同定されない．ある集団において転倒対策を考える際，その対象となる集団において同定されたリスク因子を用いて，ハイリスク者を同定して対策を練るのは理にかなっている．一方で，たとえば全員が筋力低下を有する集団でリスク因子としては同定されなくても，リスクの修正に基づく転倒の予防という観点からは，筋力低下の改善が重要であることは明らかである．

リスク因子に関する情報は，それがどんな母集団において検討されたものなのかを十分に留意して活用する必要があり，大前提として，図1のようなリスク因子はどの集団でも当てはまることを知っておく必要がある．また，リスク因子の検討では，解析過程で転倒のリスクと因子の強弱が線形だと仮定されていることが多い．ところが実際には，たとえば動作能力と転倒発生の関係には非線形な関係が指摘されている．動作能力が高い場合のみならず低すぎる場合にも転倒リスクは下がり，中途半端な動作能力の際に転倒リスクは最も高いとされる[7,8]．さらに，リハビリテーション（以下リハ）の過程ではいくつか異なる性質の転倒があり，それぞれに異なるリスク因子への対策の必要性が指摘されている[9]．既知のリスク因子は巨視的な視点の解析で導かれている，ということを常に念頭におくべきであり，特にリスク因子のありなしで重みづけしているアセスメントスコアシートの使い方には留意すべきである．

転倒の予防は，リスクの修正で行うという考え方が主流である．さまざまな修正可能なリスク因子を減らすためのアプローチを行うことが必要である．地域高齢者においては，運動や，包括的に個人のリスク因子を洗い出して修正するというアプローチに効果があることが知られている[10]．

一方，リハの過程でのアプローチを考えるとき，この問題点を修正するというアプローチは，既に通常の治療として行われている．つまり，治療＝転倒予防となっている．リハ病院におけるアプローチのなかで最も大切な転倒予防アプローチは，リハそのものといえる．大前提として，リハ病院における文献的エビデンスは，それに加えて何かをしたとき，ということになる．転倒予防のためにリハに必要な活動を制限してしまうことは，本末転倒であることはよく認識しておかなくてはならない．

なお，転倒"予防"と転倒"防止"という2つの用語がしばしば区別なく用いられるようであるが，"予防"は，どちらかというと本人が内因性のリスクや外因性のリスクに対し主体的に取り組んで修正して防ぐという立場が強調されるようなニュアンスであるのに対して，"防止"は，他者が主体的にかかわり防ぐというニュアンスが強調される用語と筆者は捉えている．本書では，最終的には本人が主体的にかかわっていく立場になることへの期待も含めて，転倒"予防"という用語を使用する．

地域，急性期病棟，回復期リハ病棟，施設など場の違い

病院や施設などの生活環境の違いによって，対象者や環境のなにが異なるのか，という視点は重要である．特に組織としての対応を考える場合には，どこに焦点をあてて対策を練るかということに直結するからである．

転倒の指標はさまざまなものがあるが（表2），転倒の発生頻度を異なる場や施設で比較す

表2 転倒の指標

指標	算出方法	特徴や意味
転倒率	転倒回数／総観察期間	単位としては，回／1,000人・日，回／10,000人・日，回／人・年などがよく用いられる．決められた観察期間（入院期間）での転倒発生数で，異なる期間や場での比較ができる．ただし，その数値だけを聞いた場合に意味を直感的に読み取りにくい．
患者あたりの転倒数	総転倒数／患者数	患者あたりの転倒数．観察期間（入院期間）の影響をうけるため異なる施設間での比較などでは注意が必要．入院患者ひとりあたりに平均どのくらいの転倒が発生しているかという指標で，意味は読み取りやすい．
転倒者の割合	転倒者数／総患者数	集団における転倒者の割合．観察期間（入院期間）の影響をうけるため，異なる施設間での比較などでは注意が必要．入院患者のうち何％が転倒するかという指標で，意味は読み取りやすい．

表3 それぞれの場における集団としての特性，環境の違い

		地域在住高齢者	急性期病棟入院中の患者	回復期リハ病棟入院中の患者	施設入所の高齢者
転倒発生率		低	中	高	高
活動性	高低	高	低	中	低
	経時的変化	小	大（急激）	大（緩徐）	小
内因性リスク	高低	低	多様	高	高
	個人差	大	大	小	小
	経時的変化	小	大（急激）	大（緩徐）	小
外因性リスク	高低	高	低	低	低
	個人差	大	小	小	小

(大高，2015，文献22を改変)

る場合は，対象者が1,000人入院していた場合，もしくは1,000日生活をしていた場合に，どのくらい転倒が発生するかという1,000人・日あたりの転倒数を計算することで，場に左右されない比較が可能となる．地域高齢者では，10〜30％程度の高齢者が1年間に1回以上の転倒を経験するとされるが[11-13]，その転倒率は0.8〜0.9/1,000人・日程度と算出される[11,13]．急性期病棟における転倒率の報告は少ないが，大学病院では1.4〜2.2/1,000人・日[14,15]，一般病院では4.1/1,000人・日[16]という報告がある．回復期を中心としたリハ病棟では諸家の報告にばらつきが大きいが，4.6〜13.9/1,000人・日（I-2，11頁参照）となっている．施設における報告で明確な転倒率の報告はないが，観察期間と転倒数を用いて計算すると2.4〜12.4/1,000人・日[17-20]程度のようである．また，わが国のリハ研修施設での検討では，在院日数が短く大規模な病院である，いわゆる急性期型医療施設では1.85/1,000人・日，在院日数が長く小規模な病院，いわゆる慢性期型医療施設では4.67/1,000人・日と，慢性期型医療施設で3倍近く転倒率が高いとされている[21]．急性期病院の報告は高齢者に限られていないという対象者の年齢の違いがあるが，全体として回復期リハ病棟や施設において，転倒は急性期病院よりもかなり高率に発生しており，なかでも諸家の報告の類推からは回復期リハ病棟が最も転倒が多いようである．

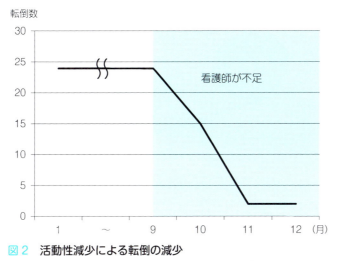

図2　活動性減少による転倒の減少

(Morris et al, 1980, 文献26を元に作成)

　表3に，活動性および内因性・外因性リスク因子について，各場における対象者の特徴を整理して示した[22]．回復期リハ病棟における対象者は，すべからく転倒リスクが高く，その内因性のリスク因子は経時的に大きく変化するという特徴がある．一方で外因性のリスクについては，急性期病棟や施設と同様，地域高齢者に比べて環境が一定のために，リスクはほぼ均一であり，またリスク因子へのアプローチがしやすい，という特徴がある．

活動性と転倒の関係

　転倒は，内因性のリスク因子と外因性のリスク因子の状態により発生すると述べた．しかし，実際の発生にはもう一つ重要な因子が関係する．それは，活動性が大きくなることによる転倒リスクの増大の可能性である．活動性と転倒の関係は少し複雑である．短期的にみた場合には，低活動にすることで転倒の危険性は低くなるし，活動的に生活することで，転倒の危険は増す可能性がある．すなわち，人が同じ転倒リスクの状態で"変化しないと仮定した場合"は，低活動で転倒は軽減し，高活動で転倒は増大する．この極めて重要な点については，まだ十分なエビデンスをもって検討されているとは言い難いが，いくつかの文献において，この点は指摘されている[23-26]．

　図2は，1980年頃のイギリスのある病院における各月の転倒数を示したものである．この病院では，1月から9月の間は平均24回の転倒があった．10月～12月の間，病院の看護師の人手が不足したため，その時期，患者はじっとしているようにと指導を受けた．歩いてトイレに行ける場合でも車椅子利用などとしたという．その結果，10月は15回，11月，12月はそれぞれ2回に転倒が激減した[26]．この事象から導かれることは，活動性を上昇させるアプローチをすることで，転倒が増えるということであり，活動性を低下させれば転倒は減少するということである．さらには，ある病棟で転倒発生がゼロであるということは，誰もリハをしている人がいないということを示している[27]，という解釈まで可能である．

　低活動による転倒減少は，その後，どのような結果にむすびつくのであろうか．当然，機能は落ち，内因性のリスクは増大し，結果的に転びやすくなり，後々，同じ活動性を得ようとし

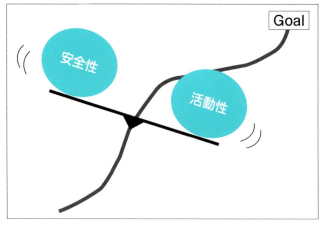

図3 活動性と安全性のトレードオフ
活動性を上昇させようとすれば，リスクが増加する．リスクを最小にして安全性を最大にすると活動性が低下する．リハがかかえる根源的課題である．

た際の転倒は増大する．したがって，転倒させないためには，そのまま永遠に活動性を低下させておく必要があることになる．

　回復期のリハにおいては，積極的にリハを行うことにより活動性の改善（増大）を目標とするが，それに伴い転倒リスクが増大するという前提条件のもとで戦略をたてる必要がある．両者は，トレードオフする関係に常にある．それをどのようにマネージメントするのがよいのかという課題が回復期リハでは最も重要で，かつ難しい課題である（図3）．

活動性の変化するポイント

　回復期のリハを考えるうえで，活動性の変化は，大きく分けて2つの視点で生じる．

　一つめは大きな視点である．生活環境自体が変化する，外的な環境変化に伴うものである．すなわち，回復期リハ病棟へ転院したときと，在宅へ退院したときである．環境そのものが変化するだけでなく，環境がいかに安全に配慮されているか，周囲の人がいかに安全に配慮しているか，そして，活動性向上への視点や働きかけがどれだけあるかが不連続に変化する（図4）．特に活動性については，急性期から回復期へ転院になると，いままで車椅子を指導されなかった患者がすぐに車椅子駆動を指導され，活動性を上げるように指導される．そして，他動的な患者役割から自主的に活動する学習者の役割へ変化するようにと周囲より後押しをされる[28]．

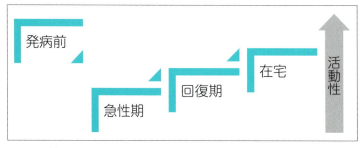

図4　環境の不連続性から生じる活動性の不連続性

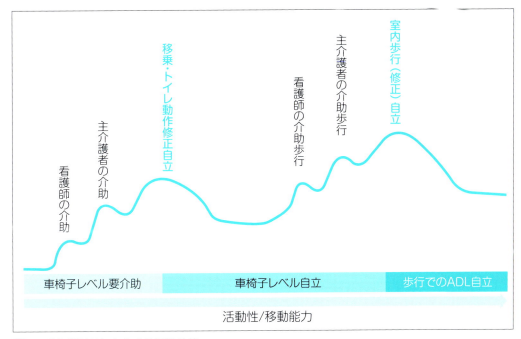

図5 回復期リハに存在する無数の峠
　時間経過に伴う活動性・移動能力を示し，右にいくほど拡大・向上をしていく．その過程を山登りにたとえて図示している．回復期リハには，活動性が不連続に変化するポイントがある．たとえば，車椅子からの移乗やトイレ動作が自立するポイントや歩行が自立するポイントである．これらのポイントに到達するのには山を登る際のように労力がいるが，いったん自立してしまえば，あたかも峠を越したときのようにスムーズに活動性や移動能力は向上し，活動範囲は広がる．

(大高，2014，文献29より引用改変)

　この急激な変化は，転倒リスクの増大とも大きく関連する．同様に，回復期リハ病棟から在宅または施設などへの入所の際にも活動性は変化することが多い．この場合は急性期から回復期リハ病棟への移行とは異なり，転帰先の環境が多様であるため，活動性が必ずしも上昇するとは限らない．同じような状態にある患者でも，活動性はときには上昇し，ときには低下することに注意が必要となる．

　もう一つの視点は，入院中に生じる活動性の変化である．回復期リハ病棟入院中は活動性の変化が大きい．車椅子移乗やその駆動も自分では困難な状態の患者が，3カ月後には歩行可能となることも多い．この大きな活動性の変化は，内因性のリスク因子の変化と相まって大きな転倒リスクの変動を伴う．基本的には内因性のリスク因子の改善と活動性の向上は双方向性の関係にあり，"どちらが卵でどちらが鶏か"のように断定することは困難である．双方へ働きかけた結果，両者とも改善するものである．

　そのなかで，活動性の観点からは，いくつかの重要なポイントが存在する（図5）[29]．筆者はそれを，「峠」と呼んでいる．一つは車椅子での生活がある程度自立するポイント，つまり移乗動作が自立して車椅子での移動が自由になる時期，さらにはトイレ動作も自立して自由な行動範囲がトイレまで拡大する時期である．そしてもう一つは，歩行が自立する時期である．それらのポイントを越えると，あたかも峠を越えた後のように，楽に，そして急激に活動性は向上し，それにより更なる機能の向上もみられる．

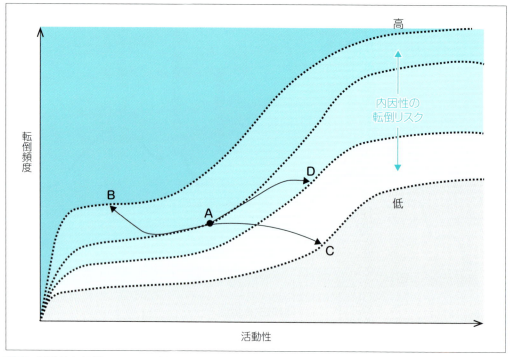

図6 活動性と転倒リスクの関係を示すモデル

(大高・他, 2003, 文献30を改変)

活動性を向上させながらリスクを最小とするリハビリテーションの進め方

　リハにおいて活動性を向上させる場合，転倒リスクとトレードオフが生じると述べた．では，どのようにマネジメントするのが最適なのであろうか．図6に，リハにおける活動性の調節と転倒リスクについてのモデルを提示した[30]．横軸に活動性，縦軸に転倒頻度とし，各点線は転倒の内因性リスク因子がさまざまな高さにあるとき，推測される活動性と転倒頻度の関係を示している．仮に，Aという状態から活動性を制限することにより転倒予防を図ると，最初は活動度減少に伴い転倒は減少するが，活動性が低い状態が続くと廃用を生じ，身体機能低下に伴い転倒リスクは増大し，Bに至り最終的に転倒は増加する．

　一方，転倒予防として運動アプローチを施行したとする．理想的には，運動機能向上により内因性リスク軽減を図りながら，活動性を上げることによりCに到達したい．しかし，あまり急激に活動性を上昇させると，運動機能の向上が十分に伴わないまま，つまり内因性リスクが十分に改善されないまま，活動性だけ上昇することにより，Dに到達し転倒のリスクは逆に上昇してしまう．このモデルにより，活動性と転倒の関係をよく示すことができる．

　ここで導かれる推論は，いかに活動性を調整してマネージメントするかが，回復期リハの成否に大きく関係する可能性がある，ということである．そして，その重要な活動調整のポイントは，環境の変化により活動性が大きく変化する入退院の時期，そして，活動性の変化がみられるいくつかの象徴的な"峠"の時期である．その各ポイントにおいて，活動調整をどのようなシステムで行うかということが肝要であり，本書の扱う中心的なテーマである．

Column

動けるようになるとリスクが上がる患者の リハビリテーションはどうすべきか

転倒と動作能力との関係性については以下のような仮説が立てられる．内因性リスクが高いときは，動作能力が著しく低く，転ぶこともできない状態であることが多い．その後，改善にともなって転べるようになるという過程を経て，最終的には転びにくくなる（図）[1]．しかし，内因性のリスクがとても高く，思うように動作能力が改善しない患者の場合には，転べるようになった段階で，動作能力の向上が止まってしまう可能性がある．その場合は，ある程度動けるようになり活動性の増大により転倒リスクは増大するが，その後の転倒リスクの減少には結びつかないことになる．実際に，施設での検討においては，椅子から立ち上がれず立位を保持できない人が一番転びにくく，その次に，椅子から立ち上がることができ立位保持も安定している人が転びにくく，椅子から立ち上がれるが介助なしに立位を保持できない人が一番転びやすいとされる[2]．つまり，動作能力と転倒リスクの関係は非線形性である．また，前虚弱の状態の対象者に対する運動介入は転倒リスクを軽減させる一方で，虚弱者は逆に運動によってリスクが増大するという報告もあり[3]，重度の障害がある場合に運動療法を行うことでむしろ転倒リスクを増大させてしまうという可能性がある．これは，リハのジレンマであり，ひとつの限界である．このような患者が実際にどのくらい存在し，そしてどのように対応すればよいのか，ということについては今後の大きな課題である．また，その際には，転倒リスクと同時に見守りなどの介護負担も増大することが多く，患者自身の能力向上とどのように折り合いをつけるかは難しい問題となる．

（大高洋平）

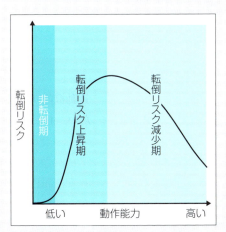

図　動作の能力と転倒リスクの関係
（大高，2013，文献1）

■ 文献

1) 大高洋平：転倒の二次予防としての転倒骨折後のリハビリテーション．*Clin Calcium* **23**：739-744, 2013.
2) Lord SR et al：Differing risk factors for falls in nursing home and intermediate-care residents who can and cannot stand unaided. *J Am Geriatr Soc* **51**：1645-1650, 2003.
3) Faber MJ et al：Effects of exercise programs on falls and mobility in frail and pre-frail older adults：A multicenter randomized controlled trial. *Arch Phys Med Rehabil* **87**：885-896, 2006.

2 回復期リハビリテーションにおける転倒の実態

転倒の回復期リハ病棟における深刻度

　転倒は，地域や急性期病院，施設など他の場と比較して回復期リハ病棟において最も高頻度に発生するということはⅠ章1項で述べた．一方，回復期リハ病棟という場での転倒の重大性については，インシデントもしくは医学的な合併症という視点からとらえることが可能である．転倒は，回復期リハ病棟のインシデントのなかで最も頻度が高いとされ[31,32]，東京湾岸リハビリテーション病院（以下，当院）においてもインシデントレポートのなかで約4割程度が転倒で占められる（図7）．医学的な合併症としてとらえた場合には，回復期のリハ対象疾患である脳卒中の入院中および退院後の主な合併症として，感染，疼痛，心理的問題とならび，転倒は主要な合併症の一つとなっている[33]．したがって，いずれの場合においても，転倒は回復期リハにおいて深刻な問題となっている．

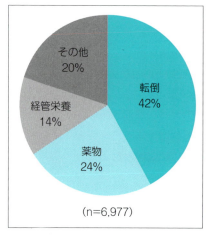

図7　当院のインシデントレポートの内容

転倒発生率

　筆者が渉猟し得たわが国の回復期リハ病棟における転倒に関する報告を表4にまとめた[34-54]．転倒発生率は，インシデントレポート報告の遵守率，入院している患者の特性，特に脳疾患の割合などによって大きく影響されるため，施設間で単純には比較できないことに留意が必要であるが，回復期リハ病棟における転倒発生率は，4.6～13.9/1,000人・日程度で報告により幅がある．当院における転倒率の年次推移を図8に示した．既存の報告では，活動性との関連を示されたものはないが，ある施設において経時的な変化をとらえる際には，FIM効率（日常生活動作の評価法であるFunctional Independence Measure[55]が一日あたり何点向上しているかという指標で，日常生活動作の改善率の指標）など，活動性向上を反映する尺度と一緒に評価をすることが大切である．活動を抑制する取り組みにより転倒が減っても，結果としてリ

表4 回復期リハビリテーション病棟における転倒・外傷発生頻度

報告者（報告年）（地域）	病棟	対象	観察期間	転倒発生頻度	転倒者割合	全転倒者のなかの複数回転倒者割合	転倒外傷発生頻度（総転倒数に対する割合）	時期	時刻	場所	行動目的・動作
福江（2004）（長崎）[34]	回復期病棟（48床）	全患者	3年	372件/3年間 7.1/1,000人・日	—	42.9%	—	—	起床前後、就寝前後が多い	—	目的：排泄が半数以上
小松（2006）（高知）[35]	回復期病棟（180床）*は一病棟に限る解析	全患者726名（脳血管障害67%）	1年	682件/1年間 10.4/1,000人・日	462名、67.8%	37.5%*	医療的処置 1.8%	—	6〜10時が多い*	自室ベッド周囲が半数以上*	目的：入床、排泄の順*
土田（2007）（山口）[16]	回復期病棟（50床）	全患者、のべ5807人・日	9カ月	81件/9カ月 13.9/1,000人・日	—	—	有傷 19.2%	—	5〜6時が多い	病室59%	目的：排泄以外の行動における事故（判断力あり）37.5%、排泄行動における事故（判断力あり）30.9%、判断力が低下した患者の自力行動による事故約3割
二井（2006）（愛知）[36]	回復期病棟	脳卒中患者135名	1年	—	42名、31.1%	—	—	2週間以内 36%	9〜12時 18%	病室78%	動作：移乗54%
小川（2008）（東京）[37]	回復期病棟（173床）	脳卒中患者447名	6カ月	173件	144名、32.2%	—	—	—	6〜8時 24.3%、16〜20時 19.1%	—	—
小林（2010）（東京）[38]	回復期病棟（173床）	全患者	1年間	690件 10.9/1,000人・日	—	—	レベル3以上2.3% 骨折1.4% 頭部外傷0.4% 頭蓋内出血0.1%	—	6〜7時、18〜20時に多い	大半は自室	—
角田（2007）（愛知）[39]	回復期病棟	全患者278名、のべ17,403人・日	1年間	4.24/1,000人・日	—	—	—	—	—	—	—
藤崎（2009）（埼玉）[40]	回復期病棟	全患者367名（整形外科疾患76.6%）	1年間	—	50名、13.6%	—	—	—	—	病室56%	動作：歩行42%、移乗32%
明崎（2012）（高知）[41]	回復期病棟	脳卒中患者241名	4年間	—	48名、19.9%	—	—	—	—	—	—
岡本a（2013）[31] 岡本b（2011）（広島）[42]	回復期病棟（139床）	全患者525名（脳卒中患者62.4%）a データなしb	1年間a 4年間b	275件 5.42/1,000人・日a	24〜41% ab	—	打撲18.6% 擦過創3.6% 骨折0.9% 頭蓋内出血0.1%b	—	6〜9時 18.9%、15〜18時 15.5%b	病室69.6%b	目的：排泄37.8%、動作：移乗27.1%、起立17.0%、歩行15.8%b
梅津（2010）（千葉）[32]	回復期病棟	全患者266名（脳卒中患者69.5%）	1年	—	105名、39.5%	58.1%	レベル3（処置・治療を実施）7.8%	平均26.0日 1週間以内30.5%	6〜8時 14.1%	病室60%以上	目的：排泄26.3%
中川a（2010）（17施設）[43] 渡邉b（2010）[44]	回復期病棟	脳卒中患者1,107名a 全患者2,653名b	13カ月	1,370件	374名、33.8%a 800名、30.2%b	50%	打撲・捻創・切創16% 大腿骨頚部骨折0.22% 頭部外傷・頭蓋内出血0.15%	1週間以内24.6%、4週間以内59.1%	18時台13.6%、6時台12.3%、7時台12.0%	ベッドサイド66%	—
Suzuki（2005）（三重）[45] 鈴木（2006）[46]	リハ病棟、途中より回復期病棟（88床）	脳卒中患者256名	21カ月	273件 13.8/1,000人・日	121名、47.3%	51.2%	打撲や切創6.5% 骨折1.8%	4週間以内53.8%発生 1週間以内の転倒率41.8/1,000人・日	6〜10時 24.5%、16〜18時 22.7%	病室71.4% トイレ12.5%	—
Teranishi（2013）（三重）[47]	回復期病棟（106床）	全患者513名（脳卒中患者73.7%）	1年間	163件 4.6/1,000人・日	120名、23.4%	25%	レベル3、3.7% 骨折0.6%	入院初期が多い、15日以内8.2/1,000人・日、3日以内18.9/1,000人・日	6〜9時22%、18〜21時22%、12〜15時16%	病室75.5% トイレ10.4%	—
坂本（2007）（広島）[48]	回復期病棟（50床）	全患者83名（脳卒中患者44.6%）	4カ月	—	13名、15.7%	—	—	—	—	—	—
藤原（2012）[49]	回復期病棟	全患者289名a 脳卒中患者109名b	1年間	113件a 54件b	91名、31.5%a 28名、25.7%b	—	—	中央値34日b	—	—	—
内田（2011）（埼玉）[50]	回復期病棟	脳卒中患者151名	1年間	—	79名、52.3% 入院1カ月以内に限ると40%	—	—	—	—	—	—
回復期協会（2015）[51]	回復期病棟	全体30,166名	退院時	—	全体19.9% 脳血管系25.4% 整形外科系14.2%	39.2%	レベル3、6.3% レベル4、0.2%	—	—	—	—

表には筆者が2015年8月の時点で渉猟しえた報告を掲載したが、転倒発生の詳細不詳（転倒率とあるが、なにを示すのか不明、何件とあるが転倒者数なのか転倒数なのかが不明、実態報告であるものの複数の種別の病棟が含まれた解析であるもの、病棟のなかの一部の解析など小規模なものについては除いた[52-54]。同一病院の同時期の報告は原則一つにまとめたが、小川ら[37]、小林ら[38]およびSuzukiら[45]、Teranishiら[47]は、同一病院からの報告と思われるが時期が異なるため、別に記載した。

転倒発生頻度については、のべ入院患者数が報告されておらず、ベッド数と転倒数が報告されている場合は、満床であると仮定して筆者が算出して示した。したがって、利用ベッド数などの実際との違いなどにより、不正確な数値であることに留意されたい（利用ベッド数が正しい場合は、少なく見積もっていることになる）。筆者により算出された数値については、色字で示した。

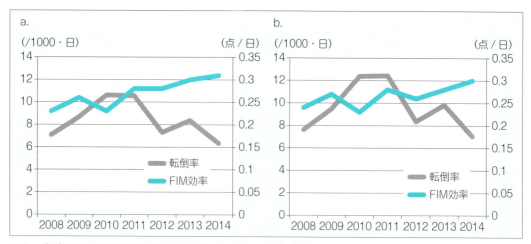

図8 当院における転倒発生率（/1,000人・日）の経年変化とFIM効率
a. 全対象，b. 脳疾患における解析．

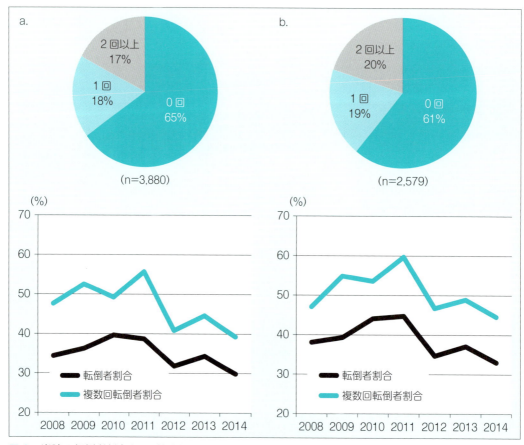

図9 当院の転倒者割合および転倒者のなかの複数回転倒者の割合
a. 全対象，b. 脳疾患における解析．
それぞれの下段は，転倒者割合，および転倒者のなかの複数回転倒者の割合の経時的変化．

ハの真の目的である活動性の向上が妨げられては意味がない．当院の場合は一貫してFIM効率は上昇しているが，転倒率については10.6/1,000人・日までいったん増加し，その後に転倒

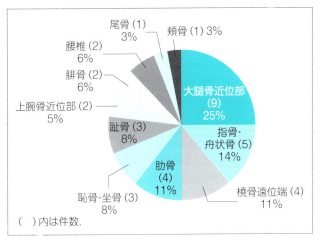

図10 当院の転倒による骨折の部位

率は減少に転じ6.4/1,000人・日まで低下している（脳疾患に限ると7.0〜12.4/1,000人・日で推移している）．それぞれの施設において経年的にモニターをしながら，全体としての取り組みを振り返る必要がある．

入院患者に対する転倒者の割合としては，諸家の報告では14〜68％程度と幅が広い．また，転倒者のうち複数回転倒者の割合は25〜58％であり，一度転倒した患者は再び転倒することが多い（表4）．当院での転倒者の割合は34.8％で，転倒者のうち複数回転倒者は47.3％であった（図9a）．一方，脳疾患に限ると転倒者の割合は38.7％，そのうち複数回転倒者は51.5％であり（図9b），諸家の報告と同様に脳疾患（主に脳血管障害）は転倒が多い．なお，患者あたりの転倒数は0.74回／人であり，脳疾患に限れば0.9回／人であった．ところで，転倒者割合および転倒者のなかの複数回転倒者の占める割合の経年的変化は，転倒率と同様の推移を示している．転倒数の減少は，転倒者の減少と複数回転倒者割合の減少，双方によるものであることがわかる．

転倒による外傷・重症度

転倒からの外傷の発生頻度に関する報告は少ない．諸家の報告では，転倒のうち1〜2％程度に骨折が発生する（表4）．当院においては，骨折は2008〜2014年度に計36件発生しており，入院患者のうち0.9％の患者に，全転倒のうち1.2％の転倒に骨折が発生している．そのうち，大腿骨近位部骨折が最も多く，入院患者のうち0.2％に，転倒のうち0.3％に発生している．そのほか，四肢，骨盤などさまざまな部位の骨折が生じている（図10）．

ところで，一般高齢者においては，全転倒のうち5〜10％に何らかの骨折が，1〜2％に大腿骨近位部骨折が発生するとされる[56]．すなわち，回復期リハ病棟において転倒あたりの骨折率は低い．これは，転倒時の動作のかなりの部分が座位時や移乗時など，立位に比べて衝撃の少ない動作であることがその理由として考えられる．実際に，当院における2009〜2014年の転倒のうち，移乗時の転倒でインシデントレポートのレベル3b以上（濃厚な処置や治療を要した転倒）となった場合は0.5％であるのに対して，歩行時の転倒で3b以上となった場合は2.9％と実に6倍近く開きがある．外傷予防という点で転倒をとらえた場合，回復期リハ病棟

レベル	継続性	程度	
0	—		エラーや医薬品・医療用具の不具合が見られたが，患者には実施されなかった
1	なし		患者への実害はなかった（何らかの影響を与えた可能性は否定できない）
2	一過性	軽度	処置や治療は行わなかった（患者観察の強化，バイタルサインの軽度変化，安全確認のための検査などの必要性は生じた）
3a	一過性	中等度	簡単な処置や治療を要した（消毒，湿布，皮膚の縫合，鎮痛剤の投与など）
3b	一過性	高度	濃厚な処置や治療を要した（バイタルサインの高度変化，人工呼吸器の装着，手術，入院日数の延長，外来患者の入院，骨折など）
4a	永続的	軽度〜中等度	永続的な障害や後遺症が残ったが，有意な機能障害や美容上の問題は伴わない
4b	永続的	中等度〜高度	永続的な障害が残り，有意な機能障害や美容上の問題を伴う
5	死亡		死亡（原疾患の自然経過によるものを除く）

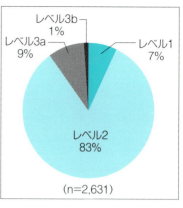

図11 転倒のインシデントレポートレベル分類

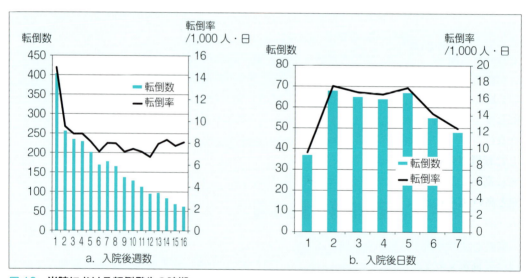

図12 当院における転倒発生の時期
a. 入院後16週までの週ごとの転倒数および転倒率（/1,000人・日）．b. 最初の一週における各日の転倒数と転倒率．

においては，歩行などの転倒時に衝撃が大きい動作における転倒をいかに予防するかという観点も重要である．

なお，インシデントレポートのレベル別の報告などをまとめると，なんらかの処置が必要とされるレベル3以上の転倒は，それぞれの施設で用いている定義が異なるためもあるのか，2〜20％と大きな幅を認める（表4）．当院では，レベル3以上の転倒はおよそ10％に認め，簡単な処置や治療を要したものが8.7％，濃厚な処置や治療を要するものが1.3％に発生している（図11）．

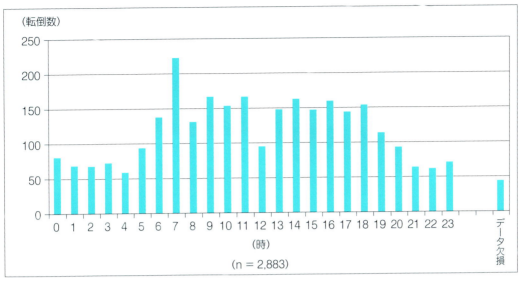

図13 当院における転倒の発生時間帯

 入院後の時期

　諸家の報告で一致しているのは，入院後の転倒の発生は入院初期に多いということである（表4）．ただし，入院初期はほとんどの患者が在院しているが，徐々に退院していき，長期在院している患者は多くないため，転倒率が実際に高いかどうかを考えるにはその影響を差し引かなければならない．そのような解析が適切に行われている報告は少ないが，在院日数で調整した転倒率を算出した場合においても，転倒率は最初の1週間には20～40/1,000人・日と非常に高いことが知られている[45, 47]．当院においても，最初の1週間の転倒率は14.9/1,000人・日と高い（図12a）．また，最初の1週間の日ごとの転倒率を算出すると，入院翌日が17.5/1,000人・日と最も高い（図12b）．回復期リハ病棟では，入院直後からの対策が極めて大切であることがうかがえる．また，最初の1週間における転倒率は，その後の週の転倒率と比較して際立って高値であり，転院に伴うさまざまな変化が影響していることがうかがえ，入院初期にはほかの時期とは異なる対応が必要である．

 転倒の発生時刻

　一日のなかでどの時間帯に転倒の発生が多いかという点については，午前，午後とも活動時間に多いというのは諸家の報告で一致するところである（表4）．当院においても，日中は，昼食の時間である12時を除きほとんど高く，午前，午後の活動時間帯に2つの大きな転倒発生の山があることがわかる（図13）．特に朝の7時に明確なピークがあり，一日のなかで最も頻度が高い．その時間帯は，早朝のトイレ，洗面などの時間帯であり，また日勤に切り替わる直前の時間帯でもある．

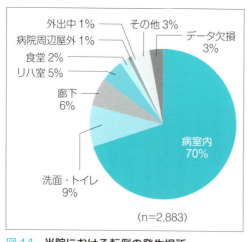

図14　当院における転倒の発生場所

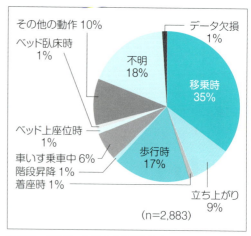

図15　当院における転倒発生時の動作

転倒場所

　諸家の報告では，転倒の60〜80％がベッドサイド・病室で発生している（表4）．当院でも70％が病室内で発生しており，洗面・トイレでの発生を含めると70〜80％が主な居住スペース内で発生している（図14）．

転倒時の動作・目的

　転倒の分析を行う場合，一般には，行った動作やその行動の理由・目的で分類していることが多い．動作では，移乗や歩行が多く，行動の目的（理由）としては，排泄が圧倒的に多い（表4）．当院では，動作の分類を行っているが，やはり移乗，続いて歩行がそれぞれ35％，17％と最も多い（図15）．ただし，実際どのような動作時の転倒なのかが不明確であることも多く，分類には一定の限界もある．

　そのほかに，事例の分類としては，介助者がいる（関係する）場合／一人で転倒する場合，介助者がいない場合には，判断力が保たれている／保たれていないに，さらに判断力が保たれている場合には，排泄に関係する／しないに分けているものや[57]，動作管理方法に着目して，動作が許可されている／いない，許可されている場合には，見守り・介助の要／不要，見守り・介助の要の場合には，見守り・介助をしていたか／否か，に分類しているもの[47]などがあり，それぞれの分析で得られる結果と解釈には差異がある．当院での転倒において，安静度を守っていながら起こった転倒は40％弱であり，安静度を守らずに転倒をした場合が約半数を占める（図16）．安静度の妥当性を考えるうえでは，この割合をどう考えるかが重要であろう．一方，介助者が見守りもしくは介助をしていたにもかかわらず転倒が発生した場合は，12％に認める（図17）．なお，介助・見守り下での転倒は，そのほとんどが安静度を守っているなかでの転倒であるが，安静度を守っている転倒のなかで，介助・見守り中の転倒は約3割に相当する．これらはゼロにしなくてはならない転倒である．

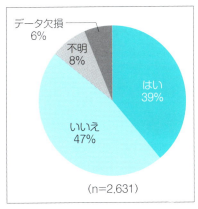

図16 当院での転倒発生時に患者は安静度を守っていたか

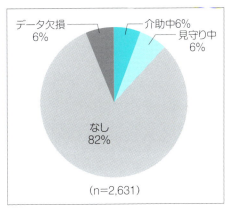

図17 当院での転倒発生時に職員の見守り・介助はあったか

表5 回復期リハ病棟転倒リスクアセスメントシート

評価要因		スコア(重み付け)
中枢神経麻痺	有	2
	無	0
過去の転倒歴	有	1
	無	0
中枢神経作用薬の使用	有	1
	無	0
視覚障害	有	1
	無	0
感覚障害	有	1
	無	0
尿失禁	有	1
	無	0
移動手段	歩行器	1
	車椅子	2
	その他	0
HDSR or MMSEの得点	HDSR≦22 または MMSE≦24	1
	HDSR≧23 または MMSE≧25	0
合計		0〜10

(中川・他, 2010, 文献43)

図18 泉らの転倒・転落に関するアセスメントツール

1. この患者さんはここ1〜2年ぐらいの間に転倒したことがありましたか？
   0：いいえ　4：はい　（いつごろですか_____）

2. この患者さんの知的活動は以下のどれですか？
   0：特に問題ない　1：問題有り（a．混乱している　b．部分的に忘れる　c．過大評価する　d．その他_____）

3. この患者さんは日常生活に影響を及ぼすような視力障害があると思いますか？
   0：いいえ　0.5：はい　（判断の手がかりは_____）

4. 排泄の介助が必要ですか？
   0：いいえ　1：はい　（どんな介助ですか_____）

5. この患者さんの移動レベルは以下のどれですか？
   0：自立またはベッド上安静　0.5：歩行器や杖などの補助具を使用　1：車いす

6. 最近3〜4日くらい前から患者さんに次のような変化がありましたか？
   （薬が変わる，発熱，部屋替えなど環境が変わる，家族に変化があった，施設での行事，他）
   ＊入院・転病棟・転室時は「はい」になります
   0：いいえ　1：はい　（どんなことですか_____）

7. あなたは「直感的に」この患者さんが転倒の危険があると思いますか？
   0：いいえ　1：はい　（特に判断した手がかりは_____）

　　　　　　　　　　　　　　　　　　　　　　　　　総得点_____

(泉・他, 2003, 文献58)

誰が転倒するか

　誰が転倒するのかという点については，入院時の諸因子のなかで，その後の入院期間の転倒を予測できるリスクを同定することにより検討される．単純には，入院期間中に転倒者としな

転倒・転落アセスメントスコアシート

評価スコアの合計
0～7　⇒危険度Ⅰ‥転倒・転落の可能性がある
8～16⇒危険度Ⅱ‥転倒・転落を起こしやすい
17以上⇒危険度Ⅲ‥転倒・転落をよく起こす

疾患名	
麻痺	□右片麻痺　□左片麻痺　□両片麻痺　□対麻痺　□四肢麻痺　□その他
障害	□失語症　□失行　□空間失認　□ナースコールの認識ができない

分類	特徴（危険因子）	評価スコア	患者評価月日 / / /
A：年齢	□70歳以上、9歳以下	2	
B：既往歴	□転倒したことがある　□転落したことがある □失神・けいれん・脱力発作	2	
C：身体的機能障害	□視力障害　□聴力障害 □麻痺　□しびれ（感覚障害） □骨，関節の異常（拘縮，変形など） □筋力の低下　□ふらつき　□突進歩行 □その他（　　　）	3	
D：精神的機能障害	□意識混濁　□見当識障害　□認知症 □判断力，理解力，注意力の低下 □鬱状態　□不穏行動（多動・徘徊） □その他（　　　）	4	
E：活動状況	□車いす　□杖　□歩行器 □移動時介助　□姿勢の異常 □寝たきりの状態 □付属品：点滴類，胃管，ドレーン類等 □その他（　　　）	4	
F：薬剤	□麻薬　□鎮痛剤　□睡眠薬 □向精神薬（睡眠薬除く） □降圧・利尿剤　□血糖降下剤 □抗パーキンソン薬　□浣腸緩下剤 □抗がん剤　□抗血小板剤・抗凝固剤 □多剤併用（上記薬剤の中の併用） □その他（　　　）	各1	
G：排泄	□頻尿　□排泄行動に時間がかかる □トイレ介助が必要　□夜間トイレに起きる □尿，便失禁がある □その他（　　　）	各1	

※プライマリーナースが評価を行う．
　該当する□にレ印をつける．
※評価は，入院時，患者さんの状態が大きく変化した時，
　転倒事故を起こし再評価の必要が考えられた時に行う．
※A～Eまではひとくくりで点数加算する．
※F～Gは1項目毎に点数を加算する．

合計スコア				
危険度（Ⅰ～Ⅲ）				
転倒すると思う（○×）				
評価者	サイン			
	経験年数	年	年	年

図19　当院で使用している転倒・転落アセスメントスコアシート
　　　記入例はⅢ-2，66頁参照．

（東京都病院経営本部，文献60を元に作成）

かった非転倒者の特性を比較することで，どのような患者がその後転倒しやすいのかがわかるし，ロジスティック回帰分析などを用いて因子を絞り込んで解析を行っているものもある．そのような検討では，転倒者は総じて障害が重く，入院時のADLが低いことがわかる[36, 37, 40, 41, 43, 45, 46, 50]．また入院中のADLの改善幅が大きいことを指摘している報告もある[48]．多施設の回復期リハ病棟で行った大規模な脳卒中患者におけるリスク因子の検討では，ロジス

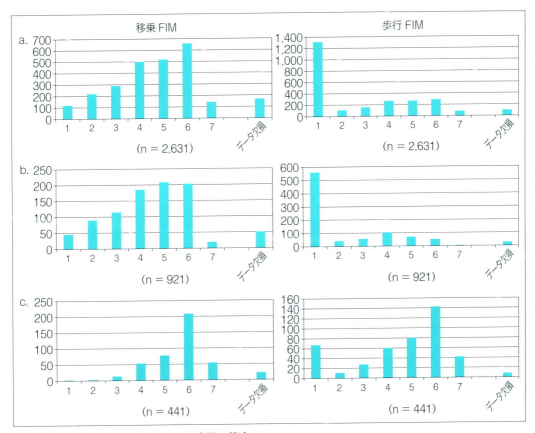

図20　当院における転倒時の移乗と歩行の能力
　a. 全転倒の際の移乗と歩行のFIM，b. 移乗時の転倒に限った解析，c. 歩行時の転倒に限った解析．

ティック回帰分析により表5に示すような8項目が抽出され，さらに最適なモデルとなるように各項目にスコアづけをし，アセスメントシートが作成されている[43]．このシートの感度は0.75，特異度は0.5，ROC曲線下面積は0.71と報告されている[43]．

　その他の転倒リスクアセスメントツールとしては，泉らが開発した高齢入院患者のアセスメントツール（図18）[58]，横浜市立市民病院が作成したものを，その後日本看護協会や東京都などが普及に努め，各施設でアレンジが加えられ使用されているアセスメントスコアシートなどが知られている[59]．図19に東京都のマニュアル[60]を元に作成した当院で使用しているアセスメントスコアシートを示す．また，海外で使用されている代表的なものとしては，STRATIFY[61]，Morse Fall Scale（MFS）[62]，Hendrich Ⅱ Fall Risk Model[63] などがあり，その有用性も示されている．STRATIFYおよびMFSについては，日本語版[64]も報告されている．ただし，それらのリスクアセスメントツールは回復期リハ病棟の患者において，その予測妥当性が十分には検証されていないものが多い．また，入院時にとることにより，将来すなわち入院期間全体に対する転倒リスクについての予測妥当性は検証されているものの，入院している日々の生活のなかで今現在，高いのかどうかについてのヒントは与えてくれない．また，予測ツールとして用いるのか，リスク因子のスクリーニングシートとして使うのか，ツールをどのように活用するのか，という点も明確にして使用することが大切である．また，誰がということに加えて，いつ（時期，時刻），何の動作で，どのような動作能力でということがとて

も大切であり，ツールに頼るばかりに，他の大切な視点をおろそかにしてはならない．

転倒時の能力レベル

　入院からの時期とは別に，どのような能力のレベルにある時期に転倒するのかという視点は重要であるが，報告は少ない[65, 66]．図20は，転倒発生時の移乗動作のFIMおよび歩行のFIMである．全体としては，移乗が4～6で歩行が1，つまり，まだ病棟では歩いていないが，移乗動作がかなりできる（動ける）状態のときに発生している（図20a）．これらは，転倒時には移乗のFIMで4～5が多いという過去の報告における所見と一致している[65, 66]．移乗動作時の転倒に限った場合には，その傾向は顕著になり，また移乗動作の転倒のピークはFIMが見守りレベルのときとなる．つまり移乗時の転倒が発生するのは，ちょうど移乗が自立する間際の状態であることがわかる（図20b）．一方，歩行時の転倒に限った場合は，歩行のFIMが4～6レベルが多くなり，歩行が自立しそうである，または自立レベルで発生している（図20c）．のべ日数のFIMの状態で割り算をしないと，実際にどの程度，そのFIMでの転倒率が高いかの評価は困難であるが，いずれにしてもその動作により「転べる」状態にある患者において転倒発生が多いことがわかる．動作ができるようになり，転べる状態になったものの，十分には習熟しておらず，動作が安定して転ばない状態になっていない時期に，転倒は多く発生していると考えられる．

リハビリテーション中の転倒

　リハ施行中の転倒に関する報告は少ないが，全転倒のうち数％に認め，うち歩行訓練時が44％と最多で，続いて座位保持中が24％とする報告がある[31]．当院の解析でも，分類は異なるが歩行中が43％と最多である．その他，階段，立ち上がり，着座など含めると立位関連動作が約75％を占める（図21）．動的な課題で生じていることがわかり，患者の能力の見極めと適切な介助が必要となる．

退院後の転倒の発生頻度

　回復期リハ病棟を退院した後の転倒の実態に関する報告は少ない．回復期リハ病棟より退院した自立歩行可能な脳卒中患者64名での検討で，その後6カ月間で25名（39.1％），118件の転倒が生じたとする報告がある．算出すると10.1/1,000人・日であり，かなりの高率で発生している．発生場所としては自宅内が76％であった[67]．転倒により入院し，家屋評価後に自宅退院した整形外科患者64名の退院後6カ月間検討では，12名（18.8％）に転倒が発生し，50％が1カ月以内に発生したとされる．同様に，自宅内の転倒が66.7％であった[68]．海外の報告では，リハ病院には限らないが，病院より退院した後の脳卒中患者の転倒について検討した報告がいくつかある[33, 69-72]．退院後6カ月間に36～73％の患者が転倒し[33, 69, 71, 72]（そのうち複数転倒者の割合は42～62％[69, 71, 72]），転倒率は4.2～13.7/1,000人・日[69, 71, 72]（一部筆者算出に基づく）とされる．転倒骨折は，転倒のうち1.5～4.0％[69, 71, 72]発生する．退院後の時期については，退院後6カ月の転倒のうち53～61％が最初の2カ月に発生するとされ，退院早

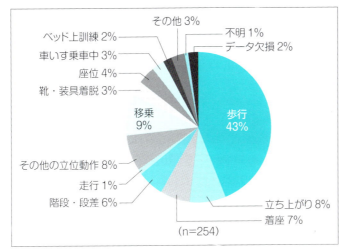

図21 当院におけるリハビリテーション中の転倒の内訳

期に多い傾向にある[69, 72]．転倒場所としては，7割以上が室内で発生している[72]．脳卒中患者ではなく，高齢患者の退院後の転倒について調査したものでは[73, 74]，退院後6ヵ月間に40.2%が転倒し（うち複数転倒者44.9%），転倒率は4.52/1,000人・日，転倒のうち4.0%に骨折を認め，74.5%が室内で発生したとされている．

なお重要な点として，在宅での転倒においては，常にまわりに介護者がいるとは限らず，転倒後に自力では立てないことが問題となる．脳卒中患者においては，自力で立ち上がれたケースは30.4%に留まり，45.6%が家族の助け，24%が警察や消防など家族以外の助けを求めているという報告や[69]，転倒のうち37.9%が自力では立ち上がれなかったとの報告がある[72]．

【備考：本稿で用いた当院入院中の転倒のデータ】

図7〜17，20，21は，東京湾岸リハビリテーション病院の「転倒・転落のインシデントレポート」の解析結果である．当院は2007年に開院したが，図7〜10，12〜15については，全病棟がオープンした開院翌年の2008〜2014年度に入院したのべ患者3,880名（脳疾患66.5%，骨折22.3%，脊髄損傷／脊髄疾患6.4%，廃用その他4.8%），のべ在院日数340,337日における総インシデントレポート6,977件（転倒・転落2,883件）の解析である．一方，図11，16，17，20，21は，データ収集の関係で2009〜2014年度に入院したのべ患者3,508名（脳疾患65.7%），転倒・転落数2,631件を用いた解析結果である．

Column

今の転倒だけを防げればよいのか

　病院のなかでは，転倒はあってはならないという観点から活動性の制限が過度に行われている可能性がある．不活動（低活動）による不利益は目に見えにくいのに対して，転倒による外傷は明らかな失敗に映るためである．したがって，リスク管理は目に見えるリスクだけにしぼられ，転倒数が減ったことのみが良しとされ，不活動（低活動）に伴う潜在的リスクの増大は評価されない（評価が困難でもある）．目に見えるリスクは過大評価され，目に見えないリスクは過小評価される．実際に，Ⅰ章1項（3頁）で述べたように，回復期リハ病棟に比べて急性期病院の転倒率は低率である．安全の配慮がなされているため，病態により動けないため，という見方もできるが，必要以上の活動性の制限も少なからずあることは否定できないだろう．

　活動性の制限は，短期的な転倒予防にはつながっていても，その個人のその後を考えれば転倒リスクは増大する．現時点での転倒がないことを目標にするのか，将来を見越した全体としての効用を考えるのか．目に見えるリスクだけに過敏に反応する現代社会において，急性期，回復期，地域をそれぞれ違う施設や責任体制のなかで対応している現状では，この構図を覆すのには相当な努力を要する．

（大高洋平）

3 リハビリテーション病棟における転倒予防のエビデンス

エビデンスの質と量

リハ病棟における転倒予防の有効性を検証したランダム化比較試験は，筆者の渉猟しえた範囲においては，わが国にはない．海外の報告についても数は限られている．本稿では，それらの報告による知見を中心にまとめる．また，入院中の転倒予防に加えて，退院後を見据えて入院中に何をすればよいかということに関するエビデンスについてもふれたい．

リハビリテーション入院中に有効なアプローチ

リハ病棟単独において，ランダム化比較試験による転倒予防効果の検討は少ない．患者教育[75,76)]，リスク評価とそれに基づく多面的介入[77-79)]，運動[80,81)]，環境調整[81-83)]などの報告がある（表6）．

患者教育として，個別の転倒予防教育とスタッフへのフィードバックが転倒率，転倒者数，転倒外傷数を減らすとされ，注目に値する[76)]．マルチメディア活用と理学療法士によるフォローの教育は，全体としては効果が示されないものの認知正常の患者に限れば効果を認めたとする報告や[75)]，急性期病棟ではあるが，転倒リスク評価により抽出されたリスクに関する看護師による患者教育が転倒数の減少に有効であったとされる報告がある[85)]．これらの報告からは，患者教育は転倒予防に一定の効果があると考えられ，認知がある程度保たれている症例には有効であり，取り入れるべきアプローチの一つといえる．

転倒リスクの評価とそれに基づく多面的介入では，リハ病棟[77-79)]での検討と急性期病棟[86)]での検討をあわせてすべてプールして解析を行うと，転倒率の減少が認められている[84)]．

運動については，リハの量を増やした報告が2つあり[80,81)]，個別には効果は認めないものの，2つの報告をプールさせると転倒者数が有意に減少しているとされる[84)]．

環境調整については，患者識別のブレスレット使用[82)]，床材[83)]，低床ベッド[84)]の検討があり，そのうちカーペットの床材は転倒のリスクを増大させる（それに比べてビニル床は軽減する）と報告されている．臨床上用いられることがある低床ベッドについては，現在までに効果があるという明確なエビデンスはない．

なお，リハ病棟に関する検討は，いずれも海外での報告である．わが国の回復期リハ病棟とは，在院日数や発症後期間が異なるため，直接その知見をあてはめるには注意が必要である．

退院前のアプローチで有効性のあるものは？

退院後の転倒予防のためのアプローチとしては，家屋調査と家屋改修が有効である．必ずしも，退院前の評価と修正という報告だけを集めた検討ではないが，系統的レビューの結果では[87)]，家屋環境への介入は転倒率，転倒者数ともに減る効果が証明されている．特に，対象に視覚障害などの転倒リスクがある場合に有効であり，また作業療法士が介入することが有効である．回

表6 リハビリテーション病棟における転倒予防効果を検証したランダム化比較試験

報告者 (報告年)	対象	介入	期間	主な転倒に関する結果
Mayo et al (1994)[82]	転倒リスクを有しているリハ病棟入院患者134名．平均年齢70.9歳（介入群），72.9歳（対照群）．	介入群：ブレスレット着用による注意喚起． 対照群：ブレスレットなし．	12カ月	転倒率，転倒者に有意な差なし．
Donald et al (2000)[81]	老年リハ病棟の入院患者54名．各群の平均年齢81～85歳．	2×2要因デザイン． 要因1（床）：カーペット vs. ビニル． 要因2：下肢筋力増強（座位）＋通常理学療法 vs. 通常理学療法．	9カ月	転倒者には有意な差なし．<u>カーペットにて転倒率の有意な増大．</u>
Healey et al (2004)[77]	急性期または亜急性期の8つの病棟（リハをしている患者含む）の入院患者のうち転倒者や転倒しそうだった患者．介入期間中の患者数1,654名．平均年齢81.4歳（介入病棟），81.2歳（対照病棟）	介入病棟：簡単な転倒リスクスクリーニングとそれに基づく介入．視力のチェックと眼科等の紹介，薬の見直し，血圧の姿勢変動チェックと配慮，尿検査，移動能力低下とリハ処方，環境チェック，ベッド柵の評価（追加／除去），履物，低床ベッド，居室のナースセンターからの位置，ナースコールの説明と適切な設置場所． 対照病棟：通常ケア．	12カ月（介入は後半6カ月）	介入前後の転倒率差が介入群で有意に減少．<u>両群の転倒率に有意な差なし．</u>
Haines et al (2004)[78]	亜急性期のリハ病院の626名の患者．平均年齢80歳．	介入群：入院時のリスクアセスメントとそれに基づくプログラムの提供（転倒リスク注意喚起とパンフレット，バランス運動，教育，ヒッププロテクター）． 対照群：通常ケア（アセスメントのみ施行）．	退院まで(10カ月)	介入群で転倒数の有意な減少．転倒者数については有意な差なし．
Jarvis et al (2007)*[80]	老人リハ病棟の29名の患者．	介入群：理学療法10回／週．退院後1回／週の理学療法． 対照群：理学療法3回／週．退院後1回／週のデイホスピタルまたは介入なし．	8週	転倒者数に有意な差なし．
Cumming et al (2008)[79]	24の急性期またはリハ病棟に入院の3,999名（平均年齢79歳）．	介入病棟：週に25時間，看護師と理学療法士が介入（転倒リスクアセスメント，スタッフと患者教育，薬の見直し，ベッドサイド・病棟の環境整備，運動プログラム，高リスク患者へ立位時に音がでる装置の装着）． 対照病棟：通常ケア．	3カ月	介入病棟と対照病棟における転倒率に有意な差なし．
Haines et al (2010)[83]	急性期または亜急性期（リハ病棟含む）の18の病棟．介入期間の入院患者数11,099名．	介入病棟：12床に1床の割合で低床ベッドを導入し，高リスク患者に使用． 対照病棟：低床ベッド導入なし．	6カ月	ベッドあたりの転倒率に有意な差なし．
Haines et al (2011)[75]	急性期または亜急性期病棟（リハ病棟含む）に入院の1,206名の患者．平均年齢75.3歳（介入群1），74.7歳（介入群2），75.3歳（対照群）．	介入群1：転倒の疫学や原因，対処法などのマルチメディア（紙面，ビデオ）を使用した教育と1対1の理学療法士によるフォローアップ． 介入群2：マルチメディアによる教育のみ． 対照群：通常ケア．	退院まで(22カ月)	転倒率は3群間で有意差なし．ただし，認知低下のない対象者に限れば，介入群1は介入群2および対照群に比べて効果あり．
Hill et al (2015)[76]	8つのリハ病棟に入院の3,606名．平均年齢81.4歳（介入期間），82.1歳（対照期間）．	介入期間：専門の理学療法士（教育担当者）による個別の転倒予防の教育（個々の転倒リスクへの注意喚起，転倒疫学・予防の知識向上，転倒予防への参加意欲向上）．教育担当者による個別のフォローアップ．個別の転倒リスク修正目標の設定とアクションプランの策定．患者のゴール設定や病棟対応の問題点の病棟スタッフへのフィードバック（たとえば，歩行補助具を必ず使うというプランを立てたが，その補助具が手の届くところにない，など）． 対照期間：通常ケア．	50週	介入期間において，有意な転倒率と転倒者数の減少，転倒外傷数の減少．

*原著からのデータ引用ができず，文献[84]に掲載のデータ引用．結果のうち下線については，系統的レビュー[84]での再解析の結果．

（大高，2015，文献22を改変）

復期リハ病棟でよく行われるような退院前の評価についての検討に限ると，有効であるという報告[88]とそうでない報告[89]がそれぞれあるが，後者においても自立度を維持することには効果があるとされ，活動性を保ちながら転倒を減じるという点ではいずれにしても有効であると考えられる．ただし，いずれも老人病院入院中のアプローチであり，そのままわが国の回復期リハ病棟にあてはめられるかどうかについては留意が必要である．

（大高洋平）

■ 文献

1) Zecevic AA et al : Defining a fall and reasons for falling : comparisons among the views of seniors, health care providers, and the research literature. *Gerontologist* **46** : 367-376, 2006.
2) The prevention of falls in later life. A report of the Kellogg International Work Group on the Prevention of Falls by the Elderly. *Dan Med Bull* **34** : 1-24, 1987.
3) Province MA et al : The effects of exercise on falls in elderly patients. A preplanned meta-analysis of the FICSIT Trials. Frailty and Injuries : Cooperative Studies of Intervention Techniques. *JAMA* **273** : 1341-1347, 1995.
4) Buchner DM et al : Development of the common data base for the FICSIT trials. *J Am Geriatr Soc* **41** : 297-308, 1993.
5) Organization WH : WHO global report on falls prevention in older age, 2007.
6) Tinetti ME, Kumar C : The patient who falls : "It's always a trade-off". *JAMA* **303** : 258-266, 2010.
7) 杉山修次，二木 立：発症後早期脳卒中患者における転倒の検討．総合リハ **14** : 35-38, 1986.
8) Lord SR et al : Differing risk factors for falls in nursing home and intermediate-care residents who can and cannot stand unaided. *J Am Geriatr Soc* **51** : 1645-1650, 2003.
9) Hanger HC et al : Classification of falls in stroke rehabilitation--not all falls are the same. *Clin Rehabil* **28** : 183-195, 2014.
10) Gillespie LD et al : Interventions for preventing falls in older people living in the community. *Cochrane Database Syst Rev* **9** : CD007146, 2012.
11) Aoyagi K et al : Falls among community-dwelling elderly in Japan. *J Bone Miner Res* **13** : 1468-1474, 1998.
12) Niino N et al : Frequencies and circumstances of falls in the National Institute for Longevity Sciences, Longitudinal Study of Aging (NILS-LSA). *J Epidemiol* **10** : S90-94, 2000.
13) Yasumura S et al : Rate of falls and the correlates among elderly people living in an urban community in Japan. *Age Ageing* **23** : 323-327, 1994.
14) 田代和也・他：院内転倒事故の検討 より安全な医療のために．慈恵医大誌 **117** : 91-95, 2002.
15) 尾﨑まり・他：転倒転落予防実践プログラム 急性期病院での転倒・転落予防の実践．*Jpn J Rehabil Med* **51** : 254-257, 2014.
16) 土田聖司：当院における転倒・転落事故防止対策の現状報告 回復期リハビリ病棟と急性期病棟の比較．*Osteoporo Jpn* **15** : 331-332, 2007.
17) 新野直明，中村健一：老人ホームにおける高齢者の転倒調査 転倒の発生状況と関連要因．日老医誌 **33** : 12-16, 1996.
18) 臼井キミカ・他：老人保健施設における前向き調査による転倒実態と要因分析．大阪大紀 **4** : 63-71, 1998.
19) 佐藤幸子・他：老人施設における転倒の実態について．山形保健医療研 **2** : 1-6, 1999.
20) 河野禎之，山中克夫：施設入所高齢者における転倒・転落事故の発生状況に関する調査研究．老年社会科学 **34** : 3-15, 2012.
21) 立石聡史・他：入院中の高齢者における転倒骨折に関する予備調査．総合リハ **41** : 1147-1151, 2013.
22) 大高洋平：特集／多職種連携による転倒予防の実践．転倒予防のエビデンス．臨床リハ **24** : 1074-1081, 2015.
23) Rubenstein LZ et al : Effects of a group exercise program on strength, mobility, and falls among fall-prone elderly men. *J Gerontol A Biol Sci Med Sci* **55** : M317-321, 2000.
24) Rubenstein LZ, Josephson KR : Interventions to reduce the multifactorial risks for falling. Gait disorders of aging Falls and therapeutic strategies (Masdeu J C, Sudarsky L, et al 編), Lippincott-Raven, 1997, pp309-326.
25) Campbell AJ et al : Circumstances and consequences of falls experienced by a community population 70 years and over during a prospective study. *Age Ageing* **19** : 136-141, 1990.
26) Morris EV, Isaacs B : The prevention of falls in a geriatric hospital. *Age Ageing* **9** : 181-185, 1980.
27) Oliver D, et al : Do hospital fall prevention

programs work? A systematic review. *J Am Geriatr Soc* **48**：1679-1689, 2000.
28) 才藤栄一：社会心理学（役割理論を中心に）．リハビリテーション医療心理学キーワード（才藤栄一，渡辺俊之・他編），エヌ＆エヌパブリッシング，1995，pp21-25.
29) 大高洋平：特集／回復期リハビリテーションの退院支援を考える-困難事例を通じて，回復期リハビリテーション病棟の退院プロセス再考．臨床リハ **23**：624-628, 2014.
30) 大高洋平・他：エビデンスからみた転倒予防プログラムの効果 転倒にまつわる諸問題と転倒研究における今後の課題．リハ医学 **40**：389-397, 2003.
31) 岡本隆嗣・他：特集／リハビリテーションにおける安全管理，リハビリテーション専門病院における安全管理．臨床リハ **22**：976-986, 2013.
32) 梅津博道：特集／あなたはできていますか？転倒・転落の予防と対策，回復期リハビリテーション病棟の転倒・転落の状況．リハビリナース **3**：434-440, 2010.
33) Langhorne P et al：Medical complications after stroke：a multicenter study. *Stroke* **31**：1223-1229, 2000.
34) 福江まさ江：特集／成果の出せる転倒・転落事故防止対策 患者の立場に立った予防ケアとして，事例／長崎北病院 転倒事故防止看護基準導入と個別の看護介入の分析．看護 **56**：54-57, 2004.
35) 小松祥子：回復期リハビリテーション病棟における転倒の状況と取り組み．日ハンセン病会誌 **76**：67-70, 2007.
36) 二井俊行・他：回復期リハビリテーション病棟における脳卒中片麻痺患者の転倒要因．愛知理療士会誌 **18**：94-97, 2006.
37) 小川ゆかり・他：脳血管障害回復病棟における転倒リスク因子の検討．医療薬 **34**：927-930, 2008.
38) 小林由紀子：特集／多職種チームで取り組む高齢患者の転倒・転落防止，チームマネジャー制と転倒・転落防止への取り組み．看護 **62**：50-54, 2010.
39) 角田利彦・他：当院回復期リハビリ病棟での転倒対策．*Osteoporo Jpn* **15**：307-309, 2007.
40) 藤崎圭哉・他：当院回復期リハビリテーション病棟における転倒・転落の現状．理学療法-臨床・研究・教育 **16**：30-34, 2009.
41) 明崎禎輝・他：回復期リハビリテーション病棟における脳卒中患者の転倒に影響する日常生活動作能力．高知理療：55-58, 2012.
42) 岡本隆嗣・他：特集／転倒予防とリハビリテーション，回復期リハビリテーション病棟における取り組み．総合リハ **39**：123-129, 2011.
43) 中川洋一・他：多施設回復期リハビリテーション病棟における脳卒中患者の転倒要因と転倒状況 転倒リスクアセスメントシートの開発．*Jpn J Rehabil Med* **47**：111-119, 2010.
44) 渡邊 進：医療安全委員会から 回復期リハ病棟で取り組む「転倒事故防止」．全国回復期リハビリテーション病棟連絡協議会機関誌 **9**：22-28, 2010.

45) Suzuki T et al：Incidence and consequence of falls in inpatient rehabilitation of stroke patients. *Exp Aging Res* **31**：457-469, 2005.
46) 鈴木 亨・他：回復期リハビリテーション目的の入院脳卒中患者における転倒，転落事故とADL．リハ医学 **43**：180-185, 2006.
47) Teranishi T et al：An analysis of falls occurring in a convalescence rehabilitation ward：a decision tree classification of fall cases for the management of basic movements. *Jpn J Compr Rehabil Sci* **4**：7-13, 2014.
48) 坂本 望・他：当院の回復期リハビリテーション病棟における転倒患者のADL改善度．理学療法-臨床・研究・教育 **14**：16-20, 2007.
49) 藤原愛美・他：当院回復期リハビリテーション病棟における脳血管疾患患者の転倒・転落の現状 内的要因に着目して．東北理療 **24**：16-20, 2012.
50) 内田亮太・他：回復期リハビリテーション病棟における脳血管障害患者の転倒とFIM得点の関係．理学療法-臨床・研究・教育 **18**：39-43, 2011.
51) 回復期リハビリテーション病棟協会：平成26年度回復期リハビリテーション病棟の現状と課題に関する調査報告書，2015, p38.
52) 平田順一・他：大津市民病院回復期リハビリテーション病棟における転倒転落の検討．理療湖都 **25**：29-31, 2006.
53) 飯田 裕・他：入院中の骨折の原因と対策．埼玉圏央リハ研会誌 **4**：31-33, 2004.
54) 有吉紘一・他：当院回復期病棟における転倒事例分析 初期評価内容の見直し．理療福岡 **20**：64-67, 2007.
55) 慶應義塾大学医学部リハビリテーション医学教室訳：FIM-医学的リハビリテーションのための統一データセット利用の手引き（第3版），医学書センター，1991.
56) Nevitt MC：Falls in the Elderly：Risk Factors and Prevention. Gait disorders of aging Falls and therapeutic strategies, Masdeu J C, Sudarsky L et al (eds), Lippincott-Raven, 1997, pp13-36.
57) 川村治子：ヒヤリ・ハット11000事例によるエラーマップ完本，医学書院，2003, pp 66-83.
58) 泉 キヨ子・他：入院高齢者の転倒予測に関する改訂版アセスメントツールの評価．金沢大つるま保健会誌 **27**：95-103, 2003.
59) 征矢野あや子：特集／患者さんが笑顔で退院できるために転倒・転落・骨折を防ごう！，転倒・転落はなぜ起きるの？ リスクアセスメントの有効性とエビデンスに基づいた実践活用．ナーシング・トゥデイ **22**：40-46, 2007.
60) 東京都病院経営本部：[医療行為別シリーズ：No.3] 転倒・転落防止対策マニュアル（予防から対応まで），平成21年3月改訂．http://www.byouin.metro.tokyo.jp/hokoku/anzen/documents/jikoyobo0800.pdf（2015.11.15確認）.
61) Oliver D et al：Development and evaluation

of evidence based risk assessment tool (STRATIFY) to predict which elderly inpatients will fall : case-control and cohort studies. *BMJ* **315** : 1049-1053, 1997.

62) Morse JM et al : Development of a Scale to Identify the Fall-Prone Patient. *Can J Aging* **8** : 366-377, 1989.

63) Hendrich AL et al : Validation of the Hendrich II Fall Risk Model : a large concurrent case/control study of hospitalized patients. *Appl Nurs Res* **16** : 9-21, 2003.

64) 高取克彦・他：日本語版 STRATIFY および Morse Fall Scale の作成と有用性　リハビリテーション病院における転倒の予測妥当性について. 理学療法学 **38** : 382-389, 2011.

65) 星野高志・他：回復期脳血管障害患者の転倒と歩行・移乗能力の関係. 東海北陸理療会誌 **22** : 152, 2006.

66) 坂本利恵・他：回復期リハビリテーション病棟における転倒と直近の FIM 得点との関係. 作療ジャーナル **41** : 1145-1149, 2007.

67) 川上健司・他：脳卒中患者の回復期リハビリテーション病棟退院後の転倒予測要因に関する研究　自宅内自立歩行可能な在宅脳卒中患者を対象として. 理学療法学 **39** : 73-81, 2012.

68) 高木志仁, 池田裕哉・他：当院回復期病棟における家屋調査の取り組み　転倒追跡調査を試みて. みんなの理療 **21** : 21-24, 2009.

69) Forster A : Incidence and consequences of falls due to stroke : a systematic inquiry. *BMJ* **311** : 83-86, 1995.

70) Ashburn A et al : Predicting people with stroke at risk of falls. *Age Ageing* **37** : 270-276, 2008.

71) Alemdaroglu E et al : In-hospital predictors of falls in community-dwelling individuals after stroke in the first 6 months after a baseline evaluation : a prospective cohort study. *Arch Phys Med Rehabil* **93** : 2244-2250, 2012.

72) Mackintosh SF et al : Falls and injury prevention should be part of every stroke rehabilitation plan. *Clin Rehabil* **19** : 441-451, 2005.

73) Hill AM et al : Evaluation of the sustained effect of inpatient falls prevention education and predictors of falls after hospital discharge--follow-up to a randomized controlled trial. *J Gerontol A Biol Sci Med Sci* **66** : 1001-1012, 2011.

74) Hill AM et al : Circumstances of falls and falls-related injuries in a cohort of older patients following hospital discharge. *Clin Interv Aging* **8** : 765-774, 2013.

75) Haines TP et al : Patient education to prevent falls among older hospital inpatients : a randomized controlled trial. *Arch Intern Med* **171** : 516-524, 2011.

76) Hill AM et al : Fall rates in hospital rehabilitation units after individualised patient and staff education programmes : a pragmatic, stepped-wedge, cluster-randomised controlled trial. *Lancet* **385** : 2592-2599, 2015.

77) Healey F et al : Using targeted risk factor reduction to prevent falls in older in-patients : a randomised controlled trial. *Age Ageing* **33** : 390-395, 2004.

78) Haines TP et al : Effectiveness of targeted falls prevention programme in subacute hospital setting : randomised controlled trial. *BMJ* **328** : 676, 2004.

79) Cumming RG et al : Prevention of Older People's Injury Falls Prevention in Hospitals Research G : Cluster randomised trial of a targeted multifactorial intervention to prevent falls among older people in hospital. *BMJ* **336** : 758-760, 2008.

80) Jarvis N et al : Pilot study to explore the feasibility of a randomised controlled trial to determine the dose effect of physiotherapy on patients admitted to hospital following a fall. *Practical Evidence* **2** : 4-12, 2007.

81) Donald IP et al : Preventing falls on an elderly care rehabilitation ward. *Clin Rehabil* **14** : 178-185, 2000.

82) Mayo NE et al : A randomized trial of identification bracelets to prevent falls among patients in a rehabilitation hospital. *Arch Phys Med Rehabil* **75** : 1302-1308, 1994.

83) Haines TP et al : Pragmatic, cluster randomized trial of a policy to introduce low-low beds to hospital wards for the prevention of falls and fall injuries. *J Am Geriatr Soc* **58** : 435-441, 2010.

84) Cameron ID et al : Interventions for preventing falls in older people in care facilities and hospitals. *Cochrane Database Syst Rev* **12** : CD005465, 2012.

85) Ang E et al : Evaluating the use of a targeted multiple intervention strategy in reducing patient falls in an acute care hospital : a randomized controlled trial. *J Adv Nurs* **67** : 1984-1992, 2011.

86) Stenvall M et al : A multidisciplinary, multifactorial intervention program reduces postoperative falls and injuries after femoral neck fracture. *Osteoporos Int* **18** : 167-175, 2007.

87) Gillespie LD et al : Interventions for preventing falls in older people living in the community. *Cochrane Database Syst Rev* **9** : CD007146, 2012.

88) Nikolaus T, Bach M : Preventing falls in community-dwelling frail older people using a

home intervention team (HIT): results from the randomized Falls-HIT trial. *J Am Geriatr Soc* **51**: 300-305, 2003.
89) Pardessus V et al: Benefits of home visits for falls and autonomy in the elderly: a randomized trial study. *Am J Phys Med Rehabil* **81**: 247-252, 2002.

Column

転倒の真の責任はどこにあるのか

　病院内の転倒について，すぐその責任を病院の管理へと結びつけるような雰囲気があることは否めない．しかし，それは正しいのであろうか．転倒の責任は何％くらい病院側にあるのであろうか．地域の高齢者は，3人に1人は1年に1度以上転倒するといわれている．そのすべてを他人のせいにはしないであろう．病院内には，地域とは比べものにならないくらい転倒しやすい人が集まっている．転倒予防のための配慮や努力を最大限にすることは当然としても，その責任のすべてを病院が背負うべきであろうか．かの有名なアインシュタインは，"Gravitation is not responsible for people falling in love."（恋に落ちるのは重力には責任がない）と言っている．実にユーモアにあふれる秀逸な言葉であるが，この背景にある暗黙の理屈は，転倒は重力の責任である，という当たり前の不文律であり，それがなければこの言葉に秀逸さは生まれない．つまり，ほとんどの責任は重力つまり地球にあり，本人にも病院にもない．重力のもとで極めて難しい2足歩行をしている人間という種において，転倒は地球上で生活している限り，かなり高い確率で発生する事象なのである．転倒は予防可能であると同時に，"避けられない"一面を併せ持っていることを忘れてはならない．

〈大高洋平〉

Column

転倒はかならず悪で有害なのか

　転倒はひとたび病院内で生じるとインシデントレポートに記載を義務づけられ，好ましくない出来事として医療者のなかでとらえられる．転倒やその対策については，医療者側の目線で語られることが多いが，患者の側からみた転倒発生までの過程とその後はどのようなものなのだろうか．たとえば"医者はひとりで車椅子に乗り移ったら危ないというが，どうしてだめなんだろう，多分できるのに．ちょっと試してみよう（できるところをみせてやろう）"と考えるのは，不思議なことではない．むしろいままで普通に生活してきた人からすれば，至極当然の発想であろう．ただ単にだめだと言われて納得しろというほうが難しいかもしれない．

　転倒などの危険行動は，患者の"障害たしかめ体験"，つまり障害を確かめるためにとった行動ととらえる考え方がある[1-4]．うまくいく場合もいかない場合もあるだろうが，うまくいった場合には，成功体験としてその動作の強化因子となり，リハが加速され良い結果が導かれることも予想される．生活期であれば，自分でいろいろなことにチャレンジをしていくことは好ましいこととらえられることが多く，障害を確かめながら一歩一歩乗り越えていくことは良い部分も多い．ところが，不幸にも失敗に終わり転倒した場合には，患者は"認識不足，理解力低下"のレッテルを貼られ，あたかも悪いことをしたかのように注意や叱責をされる．"本当にだめなのかどうか確かめた"，つまり自らの自己への認識を確かめるために行動を起こした患者の側から見れば，理不尽極まりない．このようにして生じた転倒に対して"だめ"とすべて否定的な態度で接してしまっては，転倒は物理的な害以上の害となってしまうであろう．

　転倒をいかすも殺すも本人，家族，医療者次第である．転倒後の転倒のいかし方，それを真摯に考える必要がある．また予防という観点からは，いかに事前にリハ場面や生活場面で患者の気持ちを先取りし，見守り下や介助下での確かめ体験を作れるかということが成否を分けそうである．医療者側からみた"危険行動"，そしてそれに伴う転倒は，認識力の低下に伴う行動の一面だけではなく，障害を認識するための"障害たしかめ体験"という意味合いがあることにも配慮する必要がある．

（大高洋平）

■ 文献

1) Doolittle ND：The experience of recovery following lacunar stroke. Rehabil Nurs **17**：122-125, 1992.
2) 高山成子：脳疾患患者の障害認識変容過程の研究　グランデッドセオリーアプローチを用いて．日看科会誌 **17**：1-7, 1997.
3) 百田武司：脳卒中患者の回復過程における危険行動．Brain Nurs **23**：411-419, 2007.
4) 牧野真弓・他：転倒に至る障害たしかめ体験を行った片麻痺患者の思考プロセス．金沢大つるま保健会誌 **34**：59-67, 2010.

第Ⅱ章

活動調整による活動性向上と転倒予防

1 回復期リハビリテーションにおける転倒予防の基本的戦略

　Ⅰ章で述べた理論的枠組みや背景，現状分析とエビデンスを整理すると以下のようになる．
- 回復期リハ病棟では，地域，急性期病棟，施設など他の場に比較して，最も高率に転倒が発生する．
- 回復期リハ病棟におけるインシデントの最も頻度の多いものが転倒であり，重大な医学的合併症の一つでもある．
- リハを行うことは活動性向上につながり，長期的には転倒を減少させるが，一方で短期的には転倒が増加する可能性もある．
- 回復期リハ病棟の入院直後および退院直後は，活動性と環境が不連続に変化するため，転倒が発生しやすい．
- 転倒は移乗時に多く発生し，活動する日中に多い．
- 入院時に機能が悪く，日常生活動作のレベルが低い患者は，その後の入院中の転倒が多い．
- 移乗時の転倒は，移乗が自立間近の状態のときに，歩行時の転倒は，歩行が自立間近の状態のときに多く発生する．
- 介助や見守り時にも少なからず発生している．
- エビデンスの質，量ともに不足しているが，運動（リハそのもの），患者教育，個別のリスク修正などに効果がある可能性が高い．
- 退院前の家屋評価には，その後の在宅での転倒予防に対する一定の効果がある．

　上記から，介入を行うポイントを考える．まず，転倒が高率に発生する最も重要な要因は，患者が内因性のリスクが高い状態にあるということである．したがって，内因性のリスクの修正が第1である．これは，リハそのものによる機能の改善，動作の習熟がメインであるが，その他に薬剤，不眠（昼夜逆転），排泄機能（頻尿，失禁）へのアプローチなど，通常のリハ病棟で行う管理を積極的に進めることが必要である．
　次に，同じ内因性のリスクの状態でも，"動き方"によって転倒リスクは大きく変化する．すなわち"いかに適切かつ安全に動くか"が重要で，リハスタッフはさまざまな角度からこれをサポートする必要がある．「活動調整」とは，活動性を向上させるような全体のベクトルのなかで，このサポートを行うことである．活動調整の方法としては，適切な活動度（安静度）の設定，環境整備，患者・家族を含めた活動度（安静度）の理解と共有，活動を支える・見守る技術の向上がある．さらに，それらが有機的に機能できるように，病院全体として制度を整

表1 回復期リハビリテーションにおける転倒予防の介入点と介入方法

介入点	介入方法
内因性のリスク軽減	リハビリテーション
	・各動作の反復練習 ・適切な補助具の選定（装具，補助具） ・〔活動性の向上（安静度の解除）に伴う機能の改善〕
	調整可能なリスク因子の修正
	・薬剤，不眠（睡眠障害），排泄障害への対応
適切・安全な活動の調整	適切な活動度（安静度）の設定
	・入院直後の，抑制的な特殊対策を含む初期対応の適切な選択 ・対策の継続的なモニタリングと修正 ・各動作の自立の節目ごとの，迅速かつ適切な評価に基づく安静度のステップアップ
	環境整備
	・活動度を最大に，リスクを最小にするような環境の整備
	活動度（安静度）の理解と共有
	・患者，家族への教育（入院時からの説明，パンフレットの配布） ・現状の安静度の表示 ・介助者の活動度（安静度）に関する共通認識
	活動を支える・見守る技術の向上
	・（家族・スタッフの）介助（見守り）方法の統一 ・（家族・スタッフの）介助（見守り）技術の向上（家族指導，研修会など） ・（家族・スタッフの）患者の活動を見守る技術・判断力の向上（家族教室，家族指導，研修会など） ・持っている技術・判断力を十分に発揮できるような職員配置など，組織としてのマンパワーの調整
	対策実行のためのシステム
	・初期入院時対応のシステム ・ハイリスク患者を追跡するシステム ・活動度（安静度）アップのシステム ・システムを評価・改善する組織（医療安全委員会など）

えておく必要がある．つまり，システムの構築まで含めた転倒予防である（表1）．本章では，入院初期，入院中，そして退院前に行う活動調整について，当院で採用しているシステムを紹介しながら考える．

（大高洋平）

2 入院直後から行う活動調整

入院初期の転倒対策の進め方

　回復期リハ病棟では，入院初期に転倒が多く発生する（I-2，15頁参照）．環境の違いから生じる活動度の不連続な変化がその原因と考えられるが，その変化に対応するためには，初期から活動をいかに調整するかが重要である．入院当日からの対策が必須であり，入院から24時間以内の情報をいかに集約し，迅速な対応を図るかが重要である．特に，急性期から回復期リハ病棟に移る際に，活動性が乱暴に急上昇してしまわないように配慮が必要である．

　転倒対策を早く軌道にのせるために，情報量の少ない入院時からできる限り効率よく有益な情報を手に入れ，対策を進める．転倒予防のための評価は，身体診察や机上検査，転倒・転落アセスメントスコア（I-2，18頁図19参照）だけでは不十分で，患者の詳細な能力評価や，新しい環境に適応する過程や行動を観察することも重要である．

　また，転倒リスクを高いと評価した場合，活動度を調整するための環境整備や注意喚起に加え，抑制的な対応を行うことがある．回復期リハ病棟では，患者の病状や能力変化に合わせて，最適な転倒対策も変化していくという前提で対応し，初期の対策がそのまま放置されないよう，対策の根拠を明確にし，その効果や影響を再評価し，次の計画を練る過程が必要である．特に，抑制的対応を漫然と続けることは医療機関として避けなくてはならない．

入院当日の転倒対策

　当院における入院当日の転倒対策に関連する典型的な流れを図1に示した．入院患者の受け入れは，急性期病院から患者が到着し，病棟の入院担当看護師がロビーに出迎えるところから始まる．入院日はこなすべき業務量が多いため，当院では看護師1名が入院担当として専属で対応しており，日勤帯の長い時間を患者と共有するため，転倒のリスク管理において重要な役割を担う．

　病室で看護師によるオリエンテーションや問診，バイタルサインや体重の測定などが行われた後，午前のうちに医師の診察が行われる．主治医は，必ず看護師と家族が同席のもとで，診察と説明を行うことをルールとしており，その際に転倒のリスクについても評価や説明を行う．医師の入院時診察や対応のポイントは，別項（III-1，56頁参照）にも記載しており詳細は割愛するが，転倒対策については概ね以下のような内容で説明を行う．

〈患者への説明〉
① **現在の身体機能やADL**：安静度を移乗，トイレ動作，移動に分けて説明する．自立して一人で行ってよい動作と，介助を受ける必要のある動作を線引きして生活すること．
② **目標とするADLとそれに至るプロセス**：目標に到達するために段階的に自立度（安静度）をステップアップする必要があり，それには一定の時間がかかること．
③ **転倒のリスク**：転倒のリスクは入院初期に多く，大部分が自己判断で動作した際に起きる．1人で行うことが許可されていない動作については必ずナースコールを使用し，スタ

図1 入院日の転倒対策に関する業務の典型的な流れ

時間	事項
10：00	病院に到着
	・入院担当看護師による出迎え ・オリエンテーション ・バイタルサインや体重の測定
10：30	主治医の診察
	・動作能力や自立度の決定，転倒リスクの評価 ・特殊対策の必要性の評価，同意書の取得
12：00	昼食
	・看護・ケアスタッフへの情報伝達
13：00	入院時検査（レントゲン，生理検査）
	・検査技師の情報伝達
15：00	理学療法士による評価
	・基本動作や歩行能力の評価 ・自立度や動作方法などの理解度の評価 ・車椅子の調整，環境設定の見直し
16：00	夜勤者への申し送り
17：00	夜勤業務の開始
	・夜間の行動や睡眠の評価

ッフを呼ぶこと．スタッフの仕事は，自立した生活ができるようになるためにサポートすることなので遠慮しないでほしい．

④ **患者自身で安全を守れない場合の対応**：活動性の高い生活を目指したいが，観察できる時間や労力には限界がある．患者さん自身での安全確保が困難で転倒のリスクが高い場合，最低限必要な抑制的な対応について検討させてほしい．

　医師の診察とは別に，看護師は転倒・転落アセスメントスコア（I-2，18頁図19参照）を採点するなかで，リスク因子をスクリーニングするとともに，能力や行動面の評価を医師とは異なる視点で行う．医師の診察や説明中での患者の反応や理解度をみておくことも，限られた時間内で転倒の危険性を察知し，トラブルを事前に回避するために重要である．④の抑制的対応については，看護師としての意見も取り入れて説明を行うことが望ましい．

　入院初期の転倒は，必ずしも理解力や状況判断能力が低下している患者に限らない．抑制的対応が不要な患者にも転倒リスクの説明を丁寧に行うことが望ましい．特に①の安静度については，理解の良い患者でもしばしば混乱するため，設定した安静度をわかりやすく提示する工夫が重要である．当院では移乗・移動の安静度を患者のベッドサイドに張り出し，入院当日から患者家族とスタッフ間で共有している（図2）．また，医療安全委員会で作成した安全対策説明書（図3）をすべての患者・家族に渡し，病院としての考え方に理解が得られるように努めている．

　④の抑制的対応については，患者・家族により反応はさまざまである．医療者の考えている

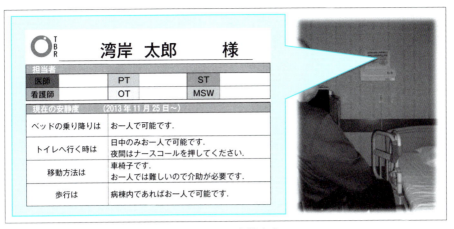

図2 患者ごとにベットサイドに表示している安静度表
安静度の変更があれば，タイムリーに内容を変える．

対応が，心理的に納得できるかどうかが重要であり，トラブルを回避するためにも，家族と十分なすり合わせを行い，インフォームド・コンセントを得る必要がある．実際に抑制的な対応を行う場合やその可能性がある場合，必ず入院時に医師が家族から書面での同意を取得している．

医師の診察と説明までで午前が終わり，午後には検査や理学療法士による評価が行われる．翌日からリハが始まるため，入院日の午後には心電図やX線，超音波検査など検査が組まれている．検査の送迎や実施中のリスク管理のため，ケアスタッフや検査技師にもコンパクトに申し送りをし，情報を共有するシステムとしている．

検査と前後して，理学療法士が身体機能や基本動作・歩行，歩行補助具・車椅子の適合の評価などを行う．当院では，入院までにある程度環境設定や車椅子の準備を整えているが，入院時に変更が必要となることもある．午前までの診療内容を把握したうえで，必要な介入を速やかに行う．特に座位バランスの不安定な患者や，歩行がある程度実用的となった患者では，患者の能力評価や環境設定が重要であり，理学療法士の意見を重視して初期の対策を決定している．

これらのプロセスを経て，患者の安静度や初期の対策を決定し，日勤帯の終わりに夜勤帯に引き継ぐ．夜勤者は日勤者の情報を的確に把握したうえで，夜間の動作能力低下やせん妄の有無，睡眠の状況などの日中の観察では判断できない内容を評価する．マンパワーは限られているが，入院初期の患者は夜間も可能な限り重点的に観察し，状況により臨機応変に対策を変更できる体制が望ましい．

当院でのリハビリの進め方と転倒・転落対策について

　当院は回復期リハビリテーション専門病院として，さまざまな病気により身体や生活に不自由を生じた方に対し，限られた入院期間内に一定期間集中的なリハビリを提供させていただいています．

　リハビリの過程では，能力が向上する一方で，転倒という大きなリスクがあり，当院のような回復期病院では急性期病院の数倍の転倒の危険があると言われています．そのため，当院では様々な転倒予防の取り組みを行っています．

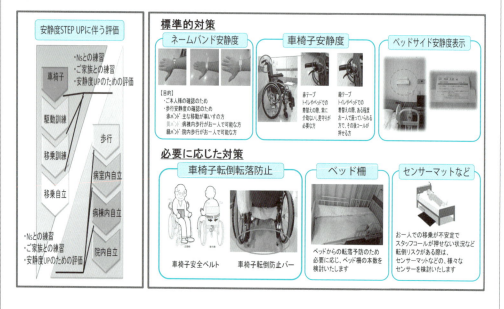

　一つ目は身体の機能に合わせた安静度の設定です．左上の図のように，車椅子で入院された場合，車椅子をこぐ練習➡乗り移り➡歩行と訓練を進め，歩行の範囲も徐々に広げて行きます．当院ではそれらの一つ一つに判断の基準を設けて医師の指示の元で計画的にステップアップしています．その状況はベッドサイドの表示などで変化が分かるようにしておりますので，ご参照下さい．

　また，安全ベルトやセンサーマットなどの転倒対策を，ご状態に応じて最小限で実施させていただくことがあります．

　当院では患者様とご家族，医療スタッフで情報を共有し，積極的かつ安全にリハビリを進めていくことを目指しています．ご不明な点，お気づきの点などございましたら，いつでもスタッフにお声がけ下さい．

東京湾岸リハビリテーション病院
（医療安全対策委員会）

図3　患者・家族に転倒予防の重要性と協力を得るためのパンフレット

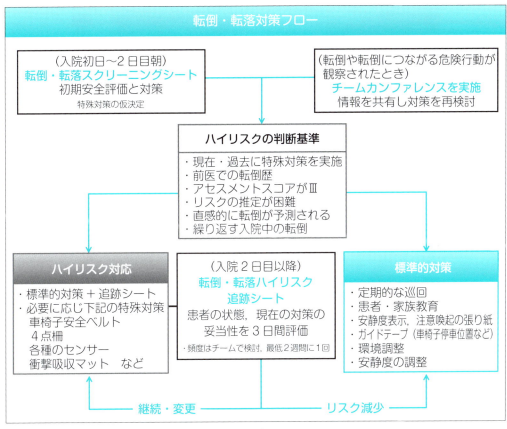

図4 入院初期からの対策についてのフローチャート
入院直後から転倒・転落スクリーニングシートを使用して、初期の安静度評価と対策を行う。ハイリスクと判定された場合は、標準的対応に加えて、必要に応じて特殊対策を行い、転倒転落ハイリスク追跡シートにて、状態および対策の妥当性について継続的に評価を行う。転倒・転落がみられた場合にも、このフローチャートに従う。

入院初期からの転倒対策のためのシステム

当院では入院初期から転倒対策のためのシステムを構築している。目的は転倒予防であるが、その対策の多くが活動を適切に調整することが中心となっている。システムの概略は、まず患者全員に対して入院時に標準的対策を行い、転倒のハイリスク患者には必要に応じて特殊対策を導入し、追跡評価を行うというものである（図4）。

標準的対策としては、定期的な巡回、入院時に説明する安全対策説明書にはじまる患者・家族教育、安静度表示、注意喚起の張り紙、ガイドテープ（車椅子停車位置など）（図5）、環境設定（図6）、安静度の調整（Ⅱ-3参照）が行われる。標準的対策は、基本的に活動を最大に保ちながらリスクを管理することに重点がおかれ、抑制的な対応は含まれない。

特殊対策には、車椅子の安全ベルト、各種センサーやベッド柵、衝撃吸収マットや低床ベッドなどが含まれる（図7）。特殊対策を導入するにあたっては、ハイリスク患者であることを必要条件としている。ハイリスク患者の定義は、①現在または過去に特殊対応を実施した、②

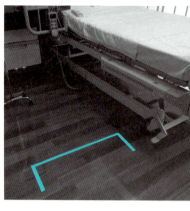
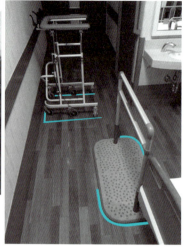

図5　ガイドテープ
　手すりの位置や歩行器，車椅子の停車位置などが一定になるようにガイドをするテープを貼る．

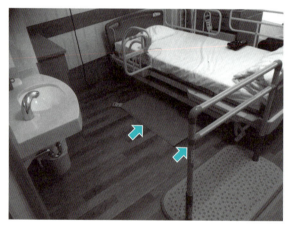

図6　個別の患者にあわせた環境設定
　見守り歩行段階であるが，ナースコールをうまく押すことができない患者での設定．センサーマットにて，離床を検出するとともに，歩行してもトイレまでの動線が自然と伝い歩きできるように設定をしている．

前医で転倒歴がある，③転倒・転落アセスメントスコアがⅢ，④リスクの推定が困難，⑤直感的に転倒が予測される，⑥入院時または入院中に危険行動や転倒がある，のいずれかに該当する患者としている．

　ハイリスクと判断された場合は，ハイリスク対応として，必要に応じて抑制的な特殊対策を導入したうえで，患者の状態を定期的に追跡して評価し，導入した対策の妥当性の検討を行う．ハイリスク対応において行われる調整では，どちらかと言えば，活動を抑制的にせざるを得ないが，抑制を最小限にとどめることをシステムの重要な目標としている．

　システムには，図8，9で示す2つのシートが使用される．

各種センサー					
当院での名称	ピンチコール	キャッチコール	センサーマット	ビームセンサー	タグセンサー
本体					
構造	ヒモ付クリップを対象者の衣服に止める．起き上がりなど動いた際にヒモが引っ張られることで，センサーが反応する構造．	ナースコールをふれた程度で反応するように加工し，シーツの下に設置する．起き上がり動作の際，センサーが反応する構造．	対象者が起き上がり，マット上に載った際センサーが反応する構造．	センサーの前を横切った際に反応する構造．	専用のタグを対象者に身に着け，受信機周囲を通過することでセンサーが反応する構造．
対象	ベッド上からの転落や自己の安静度を越えた危険行動がある対象者へ使用．			一部の行動を観察する必要がある場合や離院，離棟の危険性がある対象者へ使用．	離院，離棟の危険性がある対象者へ使用．

その他の安全対策				
名称	衝撃吸収マット	ベッド4点柵	ミトン	車椅子安全ベルト
対策				
対象者	ベッドより転落の危険性がある対象者へ使用．ほとんどの場合，衝撃吸収マットは低床ベッドと併用する．	ベッドから転落の恐れがある対象者へ使用．但し，自己で柵を外す，柵を乗り越えるリスクのない場合のみ．	マーゲンチューブの引き抜きやベッド柵を自ら外すなどの危険行動が観察される対象者へ使用．	車椅子より転落する恐れがある．対象者や自己の安静度を越えた危険行動がある患者へ使用．

図7 当院で用いている特殊対策

転倒・転落スクリーニングシート

　入院当日から，主治医と入院担当看護師，理学療法士，夜勤の看護師を中心に複数の職種がかかわり，評価や対策を進めている．その流れによって行われる諸評価を一つの評価シートにまとめたものが，転倒・転落スクリーニングシートである（図8）．この評価シートは，入院

図8 転倒・転落スクリーニングシート
初期の評価や対策が一目でわかる．多職種で使用するシート．記入例は，Ⅲ-2，67頁，Ⅲ-3，75頁参照．

日の対応の時系列に沿ったレイアウトで作成しており，入院担当看護師→理学療法士→夜勤看護師の順で記載し，2日目の看護師が申し送りを受けた時点で完結し，各職種で共有される．入院初日にハイリスクと判断され，特殊対策を導入する場合もあり，その評価や判断もこのシートに記載される．また評価シートでは，ハイリスクとなった場合の再評価の時期を明確にすることを求めている．

転倒・転落ハイリスク追跡シート

ハイリスクと判断された場合，転倒・転落ハイリスク追跡シート（図9）を用いて，入院翌日から最低3日間連続で患者の状態を能力，認知，行動の3つの側面から詳細に評価し，現在

・氏　　名
・生年月日
・日付，階など

転倒・転落ハイリスク追跡シート

目的	□ ハイリスク対応の解除に向けての評価 □ 転倒・転落後の再評価 □ ハイリスク患者に対する評価，対策検討 □ その他(　　　　　　　　　　)

転倒・転落アセスメントスコア 合計(　　　)点　危険度　Ⅰ・Ⅱ・Ⅲ
当院入院後の転倒回数・・・(　　　)回

現在の安全対策	→	再評価で具体的に達成したいこと
□ 車椅子安全ベルト　□ ベッド4点柵 □ 特殊コール ・センサーマット・ピンチコール・ビームセンサー ・キャッチコール・タグセンサー □ 衝撃吸収マット　□ ミトン □ 標準的対策		□ 安全ベルトの解除 □ ベッド4点柵を（　　）点柵へ変更 □ 特殊センサーの解除 □ 安全対策の強化・見直し （　　　　　）

他部門情報（　　　　　）

○：できる　はい　△：あいまい　×：できない　いいえ		1日目	2日目	3日目
		/	/	/
能力	座位が安定している			
	移乗が安定している			
	移動が安定している			
認知	病識がある			
	安静度を理解している			
	不穏・せん妄がない			
行動	ナースコールが押せる			
	安静度を越えた行動がない			
	離棟・離院・徘徊がない			
その他				
対策の見直し	現状の対策が効果的か？ 具体的な問題点を記載	対策の変更：　あり・なし 内容：	対策の変更：　あり・なし 内容：	

□ 対策の変更なし
□ 対策の変更・追加あり
変更・追加した内容
（　　　　　）

□ ハイリスク対応を終了し，標準的対策を継続
□ ハイリスク対応を継続，明日以降も追跡継続
□ ハイリスク対応を継続，定期的な追跡継続
再評価日（　　/　　）

NS
DR

図9　転倒・転落ハイリスク追跡シート

ハイリスクとされた患者の状態およびその対策の妥当性を継続的に評価するシート．1つのシートで3日間連続して評価を行う．記入例は，Ⅲ-2，68頁参照．

の対策の妥当性を検討する．また，入院中に危険行動や転倒が観察された場合も，この追跡シートを速やかに導入し，転倒・転落対策の再検討を行う．

このシートは，抑制的な対策を強化する視点だけではなく，最小にする視点でも活用され，患者の自立度の向上や転倒・転落リスクの軽減に合わせて，速やかに抑制的対応を解除するためのツールとして使用している．

（松浦大輔）

3 動作能力の評価と活動性向上のシステム

 ## 活動性が不連続に変化するポイント

I章で述べたように，入院時と退院時以外で活動性が不連続に変化するポイントとして，車椅子にて移乗動作が自立するポイント，さらにトイレ動作が自立するポイント，そして歩行が自立するポイントなどがあり，その峠（ポイント）を越えると活動性が不連続に増大する．また，転倒は移乗動作が自立する間際，歩行が自立する間際の状態で多く発生する．したがってそれらの時点で，それぞれの動作が安全にできているかを判断し，安静度を適切かつ遅滞なく上昇させていくことが，入院中の活動調整では大切となる．いかに適切に安静度の変更を行うか，そのための必要条件を表2に示した．動作の安全性の評価は，実際の個別の動作の能力について，時間的・空間的にある程度幅広い条件のもとで，評価者間で左右されないように，適切なタイミングで行われることが必要である．そして，最終的な判断は，動作の安全性だけでなく外傷リスクなどの評価も含めて，総合的に行われることが必要である．以下に，その必要条件を満たすために構築した当院のシステムを例として示す．

表2 安静度を適切に変化させるために必要な条件

- 個別の実際の動作能力の評価が適切に行われる
- 条件が異なる環境や想定される状態下で安全性が確認できる
- ある程度の期間・回数問題がないことが確認できる
- 状態に応じて遅延なくタイムリーに評価がされる
- 個々の担当者によって左右されない評価がされる
- 骨折リスク・外傷リスクなど含めて総合的に判断される

 ## 動作能力の評価

リハでは，さまざまな動作や行動の評価をして，その動作・行動ができるようにアプローチを進める．リハにおいて，動作の安全性の評価にはどのような種類があるのか，ということを考えてみたい．

ここに，ある人物がいる（図10）．この人物が安全かどうかを評価するにはどうしたらよいであろうか．一つは，面接や質問紙を使って試験をして，真の安全性を推定するという方法がある．その際には，たとえば面接で，少し嫌な質問をして怒らせてみるなど，いろいろな状況をシミュレーションして試すことができる．この方法は，目的とする集団全員に同じことを施行できるという利点がある．ただ，欠点としては面接や試験だけでは普段のこの人物の実際を反映しているかどうかは疑わしいところもある．猫をかぶっているかもしれないし，夜間は全く違う顔であるかもしれないし，お酒を飲んだら豹変するかもしれない．一方，探偵を雇ってこの人物を追跡し，普段の様子を観察して現場の証拠を捉え，真の安全性を評価しようとい

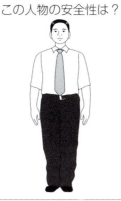

図10 評価の種類

表3 動作の安全性を評価するための2つの評価法，能力推定型と現場証拠型の利点と欠点

	長所	短所
能力推定型 ＝医師や療法士	・すべての患者に適応できる． ・システム化しやすい． ・さまざまな状況下における評価がシミュレーションにより可能である．	・時間帯などによる患者の状況の変化を反映しない． ・推定の妥当性が評価されていないことが多い．
現場証拠型 ＝看護師	・環境・時間帯など現場に即した状況下で正確に評価できる．	・手間がかかる． ・観察されなかった場面や状況下の動作については評価できない． ・動作の観察自体ができない場合がある．

う方法がある．これであれば，いつもの様子であるので真実には違いない．ただ，その観察期間にたまたま品行方正であったならば，正しい評価には結びつかないかもしれないし，まかれて見失ってしまったら観察すらできないかもしれない．また何よりも，とても手間のかかることである．

リハにおける動作の安全性の評価にあてはめたときに，これら2種類の評価方法は，前者は医師や療法士が行う評価に相当し，後者は，看護師の24時間の動作観察に相当する（表3）．両者には前述したように，それぞれ利点と欠点がある．両者は補完しあう関係性にあるので，両者をあわせて行うことで優れた評価ができる．

安静度変更の判断

評価が適切に行われても，その後の判断が適切に行われなければ意味がない．たとえば，同じ歩行能力と評価された幼児と高齢者がいた場合，安静度は同じにするのが適切であろうか（図11）．よちよち歩きで高頻度に転んでいたとしても，外傷になりにくい幼児に歩行制限が必要とは思えない．一方で高齢者の場合には，転んでしまった時の骨折のリスクは高いと予想されるので，安静度はそう容易に自立にはできない．この例は極端であるが，動作の能力や安全性の評価が全く同じでも，安静度の判断が異なる場合があることは理解できると思う．骨

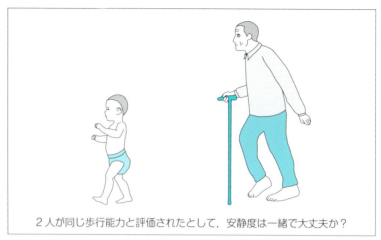

図 11　評価と判断

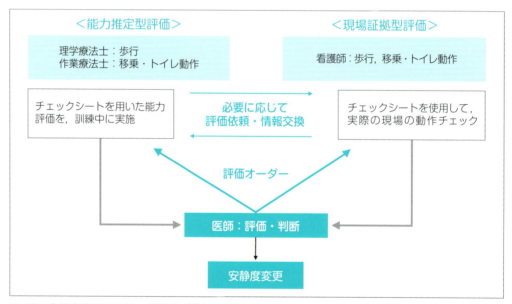

図 12　安静度変更の評価・判断のシステム

折・外傷リスク（骨脆弱性など），医学的なリスク（失神，起立性低血圧，痙攣など），社会的なリスクなどを包括的に評価に含めたうえで，安静度の変更を判断する必要がある．動作の能力評価とは別の階層での判断が重要であり，また責任を一元化する意味でも，リハ医療のなかでは，医師が担当するのが妥当である．

システムの構築

　以上をふまえたうえで，安静度変更までの全体の過程をシステム化する必要がある．図12に全体像を示す．療法士がチェックシートを用いた歩行（理学療法），移乗・トイレ動作（作業療法）の評価を行い，能力の推定を行う．一方，看護師はトイレまでの移動を含む移乗・トイレ動作について3日間を目処に実際の動作を日中および夜間に観察されたすべての動作につ

歩行能力評価

氏名　　　　　　様　主治医

Dr	Nrs	PT

PT コメント

現在の能力（　　年　　月　　日）

歩行 FIM	補装具		10m 所要時間			歩行速度	歩行率
			Normal	秒	歩	m/min	steps/min
			Fast	秒	歩	m/min	steps/min

T U G	時計回り	反時計回り	下肢筋力	麻痺側	非麻痺側
所要時間	秒	秒	strength ergo	Nm	Nm

可能	不可	評価項目
		1. 介助者の指示に従える
		2. PT 場面で歩行 FIM が3以上
		3. 装具・介助の有無に関わらず，10m 程の歩行が可能
		4. 立ち上がり軽介助レベル以上
		5. 立位保持１０秒程度可能
		6. ５０m連続歩行が可能
		7. PT 場面で歩行 FIM が4または5である

Nrs 付病棟歩行訓練
□ Dr. 確認：

↓

□ Nrs付歩行で危険な場面がない（1週間）
□ PT で家族介助歩行の指導済みである

↓

家族と病棟歩行訓練開始
□ Dr. 確認：

□眠剤内服あり
□vital 変動あり
□活動に日内差あり
□病棟歩行訓練時まだ不安定
□膝折れ　□注意障害
□その他（　　　　）

【Ns コメント】

		8. 訓練時，居室からリハセンターまで歩行している
		9. 段差 10cm の昇降が，軽介助以上
		10. 屋外歩行訓練及び評価の必要性がある

屋外歩行訓練の許可
□ Dr. 確認：

		11. PT 場面で歩行 FIM が6または7である
		12. 椅子からの立ち上がり動作が自立している
		13. 歩行～椅子・ベッドへの着座動作が安全にできる
		14. 靴（装具の場合は装具）の脱着が自立している
		15. 左右の肩越しに後方をみてもバランスを保てる
		16. 後方からの声掛けにより安全に立ち止まれる
		17. 動くものに対して反応できる（急に止まれる）
		18. 目的の場所の記憶など認知面に問題がない
		19. カーテンの開閉が可能
		20. トイレ動作が自立している

室内歩行自立
□ Dr. 確認：

日中のみ病棟内歩行自立
□ Dr. 確認：

		21. 立位で床のものが拾える
		22. 食堂の椅子をひいて座れる
		23. 4 歩程度の後ずさりができる

病棟内歩行自立
□ Dr. 確認：

		24. １００m連続歩行ができる

院内歩行自立
□ Dr. 確認：

		25. ３００m連続歩行ができる
		26. ＥＶの操作が行える

図 13　歩行能力評価表

歩行の評価をさまざまな角度から行う．特に歩行が自立したら行われる動作など，歩行関連動作をしっかり評価する必要がある．なお，この評価法は，文献 1 を参考に当院の事情にあわせて作成した．歩行自立の範囲などはそれぞれの施設の状況にあわせて変更する必要がある．理学療法士が主に評価をするが，中段には看護師が現場証拠として評価をする部分も含まれる（色囲み）．

記入例は，Ⅲ-2，70 頁，Ⅲ-3，77 頁参照．

いて該当するところに正の字を記入して評価を行う．特に重要なのは，患者の状態は，昼と夜では大きく違うことが多い点である．したがって，看護師による現場証拠型評価の最も重要な点の一つに，この夜間と日中の違いを明らかにするという点がある．昼は黒で，夜は赤で記すことで，一見して評価に差があるかどうかを判断することができる．また，評価法は，すべてを用いる場合もあれば，その一部だけを評価対象にしたり夜間のみを評価対象にしたりと柔軟性をもたせることが可能である．さらに，歩行評価表のなかには，看護師が病棟で観察された様子を記載する欄があり，これも評価に反映される．実際に使用しているチェックシートについて，図 13 に歩行能力評価表，図 14 に移乗動作評価表，図 15 にトイレ動作評価表，図 16 に看護師による移乗・トイレ動作評価表を示した．いずれの評価表も安静度を変更する際には必ず使用するが，当然ながらそれ以外に，動作の評価として適宜施行し，集中して訓練すべき点を明らかにする際などに使用している．また，評価表を用いること自体で，介助方法が統一されるなどの効果もあり，評価を行うこと自体が患者の活動性向上のためのアプローチに

移乗（日中）
階　氏名　　　　　様　評価者　OT
評価期間：　年　月　日～　月　日　時間帯
環境設定：□配慮なし　□手すり　□トランスファーボード
□その他(　　　　　　　　　　)

コメント

Dr. 確認印	機能推定
	□介助・監視 □家族介助 □自立

		動作項目 A：安全にできる　B：声かけ・見守り　C：介助　N：必要ない	最大評価	最小評価	観察事項
ベッドから車椅子 動作方法： □麻痺側乗り □非麻痺側乗り	ベッド上動作	ナースコールを押す	A B C N	A B C N	
		布団をはぐ	A B C N	A B C N	
		L字バーを操作する	A B C N	A B C N	
		寝返る　□手すり	A B C N	A B C N	
		起き上がる　□手すり	A B C N	A B C N	
		ベッド端座位を保持する　□手すり　□アームレスト	A B C N	A B C N	
	靴履き	靴を履く・下肢装具装着　□ベッド上　□車椅子上	A B C N	A B C N	
	移乗準備	移乗するための準備（車椅子の位置，ブレーキ・フットレストの状態の確認などを含む）を適切に行う	A B C N	A B C N	
	移乗	ベッドから立ち上がる　□手すり　□アームレスト	A B C N	A B C N	
		方向転換する　□手すり　□アームレスト	A B C N	A B C N	
		車椅子に座る　□手すり　□アームレスト	A B C N	A B C N	
	駆動準備	フットレストに下肢をのせる　□手すり　□アームレスト	A B C N	A B C N	
		ブレーキを外す	A B C N	A B C N	
	移動	車椅子を駆動する	A B C N	A B C N	
車椅子からベッド 動作方法： □非麻痺側降り □麻痺側降り		ナースコールを押す	A B C N	A B C N	
	移乗準備	車椅子をベッドに適切にアプローチする	A B C N	A B C N	
		車椅子のブレーキをかける	A B C N	A B C N	
		フットレストから下肢を下ろす　□手すり　□アームレスト	A B C N	A B C N	
	移乗	車椅子から立ち上がる　□手すり　□アームレスト	A B C N	A B C N	
		方向転換する　□手すり　□アームレスト	A B C N	A B C N	
		ベッドに座る　□手すり　□アームレスト	A B C N	A B C N	
		ベッド端座位を保持する　□手すり　□アームレスト	A B C N	A B C N	
	靴脱ぎ	靴と装具を脱ぐ　□ベッド上　□車椅子上	A B C N	A B C N	
	ベッド上動作	ベッドに寝る　□手すり	A B C N	A B C N	
		布団をかける	A B C N	A B C N	

図 14　移乗動作評価表

記入例は，Ⅲ-4，88 頁参照.

排泄（日中）
階　氏名　　　　　様　評価者　OT
評価期間：　年　月　日～　月　日　時間帯
使用トイレ：□病室トイレ　□ポータブルトイレ　□病棟トイレ
□その他(　　　　　　　　　　)

コメント

Dr. 確認印	機能推定
	□介助・監視 □家族介助 □自立

		動作項目 A：安全にできる　B：声かけ・見守り　C：介助　N：必要ない	最大評価	最小評価	観察事項
車椅子から便座 動作方法： □非麻痺側降り □麻痺側降り	便座までのアプローチ	トイレのドアを開閉する　□手すり	A B C N	A B C N	
		便座に適切にアプローチする　□手すり	A B C N	A B C N	
	トイレ移乗	車椅子のブレーキをかける	A B C N	A B C N	
		ナースコールを押す　□手すり	A B C N	A B C N	
		フットレストから下肢を下ろす　□手すり　□アームレスト	A B C N	A B C N	
		車椅子から立ち上がる　□手すり　□アームレスト	A B C N	A B C N	
		方向転換する　□手すり　□アームレスト	A B C N	A B C N	
	トイレ動作（下衣操作）	立位を保持する　□手すり　□アームレスト	A B C N	A B C N	
		下衣を下げる　□手すり　□アームレスト	A B C N	A B C N	
便座上座位	トイレ移乗	便座に座る　□手すり　□アームレスト	A B C N	A B C N	
		便座上で座位を保持する　□手すり　□アームレスト	A B C N	A B C N	
	トイレ動作（後始末）	（おむつパット、生理用品を処理する）	A B C N	A B C N	
		後始末ができる　□ウォシュレット	A B C N	A B C N	
	排尿管理	水洗ボタンを押す　□手すり	A B C N	A B C N	
	排便管理	ナースコールを押す　□手すり	A B C N	A B C N	
便座から車椅子 動作方法： □麻痺側乗り □非麻痺側乗り	トイレ移乗	便座から立ち上がる　□手すり　□アームレスト	A B C N	A B C N	
	トイレ動作（下衣操作）	立位を保持する　□手すり　□アームレスト	A B C N	A B C N	
		下衣を上げ、衣服を整える　□手すり　□アームレスト	A B C N	A B C N	
	トイレ移乗	方向転換する　□手すり　□アームレスト	A B C N	A B C N	
		車椅子に座る　□手すり　□アームレスト	A B C N	A B C N	
		フットレストへ下肢をのせる　□手すり　□アームレスト	A B C N	A B C N	
		車椅子のブレーキを外す	A B C N	A B C N	
		トイレのドアを開閉する　□手すり	A B C N	A B C N	
		トイレから出る　□手すり	A B C N	A B C N	

尿意	□確実　□不確実　□わからない	□オムツ使用　□バルーン　□導尿
便意	□確実　□不確実　□わからない	□オムツ使用　□摘便　□薬物

図 15　トイレ動作評価表

記入例は，Ⅲ-4，89 頁参照.

移乗・トイレ動作評価表（看護師）

（　　階病棟）

氏名：　　　　　　　　様	評価期間：　　月　　日～　　月　　日
目的：	

□日中［黒字記入］　□夜間［赤字記入］　□病室トイレ　□共同トイレ

	評価項目	1日目 月 日			2日目 月 日			3日目 月 日		
	A：安全にできる　B：声かけ・見守り　C：介助	A	B	C	A	B	C	A	B	C
コール	トイレに行きたいコールがある									
	Nsが来るまで待っていられる［待てればA・待てなければC］		/			/			/	
起き上がり・座位	ベッドで健側に側臥位がとれる									
	健側の肘をベッドに押しつけながら上半身が起こせる									
	下肢を自力で下ろせる									
	端座位保持ができる									
更衣	靴がはける									
移乗	手すりを適切に持って立ち上がれる									
	方向転換ができる									
	車椅子に安全に着座できる									
移動	杖でトイレまで安全に歩行できる									
	車椅子でトイレまで移動できる									
	トイレドアの開閉ができる									
トイレ移乗	安全に便座へ移動できる位置に車椅子を止められる									
	車椅子のフットブレーキがかけられる									
	フットレストから患足がおろせる									
	適切に手すりが利用できる									
トイレ動作	ズボンを介助で下げる間立位保持可能									
	自力でズボン下げができる									
移乗	便座に安全に着座できる									
調節	空振りがない［なければA・あればC］		/			/			/	
	※排泄中安定した座位が保てる									
	※排泄終了後コールができる［できればA・できなければC］		/			/			/	
	水洗ボタンが押せる									
移乗	適切に手すりが使用できる									
	便座から立ち上がれる									
トイレ動作	ズボンを介助で上げる間立位保持可能									
	自力でズボン上げができる									
トイレ移乗	適切に方向転換ができる									
	車椅子に安全に着座できる									
	フットレストに患足を上げられる									
	車椅子のブレーキが外せる									
	トイレから出てこられる									
移動	安全にトイレかベッドまで歩行できる									
	車椅子でベッドまで移動できる									
移乗	ベッドに安全に移動出来る位置に車椅子を止められる									
	車椅子のブレーキがかけられる									
	フットレストから患側が降ろせる									
	手すりを適切に持って立ち上がれる									
	方向転換ができる									
	ベッドに端座位がとれる									
	靴が脱げる									
	ベッドに臥床できる									

※印の２項目が「A」 → 車椅子テープ「緑」可

コメント

NS印	PNS印	主治医トイレ評価	主治医印
		なし・テープ緑・テープ赤	

図16　看護師による移乗・トイレ動作評価表

記入例は，Ⅲ-2，69頁参照．

つながる．さらには，チーム内でのコミュニケーション，目標の統一などにつながる．

安静度の共有

決定した安静度は，チーム，そして患者・家族と共有する必要がある．まずは，当然ながら決定した安静度は指示として明記される（図17）．指示には，使用する補装具などの条件も一緒に記入することが重要である．また，指示簿だけでは病棟内で患者を介助するときなどにすばやく安静度を把握することは困難である．そのため，車椅子使用，歩行それぞれにおいてカラーリングによる安静度のおおまかな状態を示している（図18および図19）．また，患者や家族への明示と共有も大切であり，変更した安静度がスタッフのみならず本人・家族にも一目でわかるよう，ベットサイドに表示している（Ⅱ-2，35頁参照）．

安静度指示簿		
車椅子	（5/22）介助 → 安全ベルト（5/22）必要（7/1）不要（　）必要に応じて可 （6/3）自立 → （6/3）病棟内　（7/1）病院内 （　）不要	
移乗	（5/22）介助　（6/10）家族介助可　（7/1）昼自立　（　）フリー	
トイレ動作	（5/22）介助赤　（6/10）家族介助可　（7/1）昼自立　（　）フリー （6/3）介助緑	
訓練・歩行	立ち上がり	（6/3）Ns 付介助　（6/20）家族付介助　（　）自立
	病棟歩行：Ns 介助	（7/1）4点杖＋PAFO（7/29）T字杖＋PAFO（　）＿＿＿
	病棟歩行：家族付介助	（7/20）4点杖＋PAFO（　）＿＿＿（　）＿＿＿
	病室内歩行自立	（8/13）T字杖＋PAFO（　）＿＿＿（　）＿＿＿
	病棟内歩行自立	（8/13）T字杖＋PAFO（　）＿＿＿（　）＿＿＿
	院内歩行自立	（　）＿＿＿（　）＿＿＿（　）＿＿＿

図17　安静度変更の指示簿

該当する安静度に変更した日付を記入する．また，使用する補装具などの情報を書き込む（色字）．

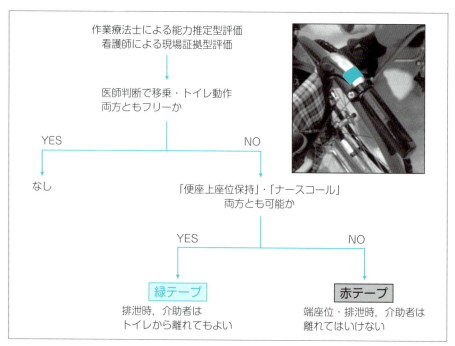

図18　移乗・トイレ動作の安静度のカラーリング（車椅子）

作業療法士による能力推定型評価，看護師の現場証拠型評価をふまえて，医師が移乗動作およびトイレ動作双方とも自立でよいと判断したら，テープなし，双方ともは自立にできないが，座位が安定していてナースコールが押せれば緑テープ，だめなら赤テープとしている．赤テープは常にそばについていること，緑は排泄中は離れてもよいことを意味する．なんらかのテープがついていることは，移乗・トイレ動作が完全に自立していないことを示している．

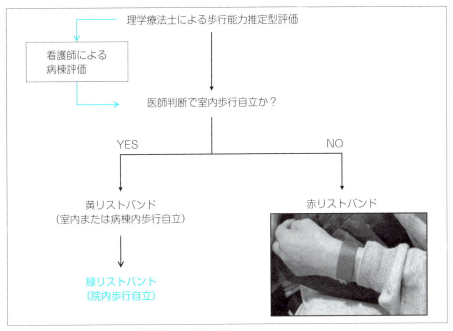

図19　歩行安静度のカラーリング（リストバンド）
　歩行については，リストバンドの色で，活動度を表記している．
　理学療法士による歩行能力推定型評価を行い，室内歩行自立が可能と医師が判断した場合には，その自立の範囲により黄色もしくは緑のリストバンドになる．室内歩行が非自立なら赤いバンドとなり，赤リストバンドがついているということは，見守り歩行以下を示す．看護師は室内フリーになる前の段階で必ず病棟での歩行訓練を始めているので，その状況も評価表に記入する．そのうえで判断をすることになる．

 ## 活動調整で峠を越えていく

　上記のような活動調整のシステムによって，一つひとつ評価を積み重ねて，活動性を上昇させていく．重度の片麻痺患者を例に説明する（図20）．初期には理学療法士による訓練と並行して，病棟でも立ち上がり訓練を開始する．ポイントごとに，作業療法士と看護師による評価を行い，移乗の自立度を上げていく．訓練室での4点杖歩行が安定した時点で，病棟でも4点杖歩行訓練をはじめ，理学療法ではT字杖歩行訓練に移行する．その後，家族との歩行訓練，病棟でのT字杖歩行へと移行していく．こちらも同じように，理学療法士と看護師による評価がポイントごとに入る．このように，細かく一つひとつの峠越えを評価するために，設定したチェックシートをしっかりと運用する．そうすることによって適切な活動調整を行い，活動を最大に，そしてリスクを最小にしていくのである．

 ## システム設計の自由度

　システムの構築は，その施設ごとのサイズや資源，状況にあわせて柔軟に構築すべきである．たとえば，常に顔を合わせてコミュニケーションすることが容易な環境，たとえば病棟が1つで，医師とスタッフが固定されているような状況であれば，大掛かりなシステムは不要で，たとえば図21に示すような最低限のシステムでもうまく運用できることが多い．ただ

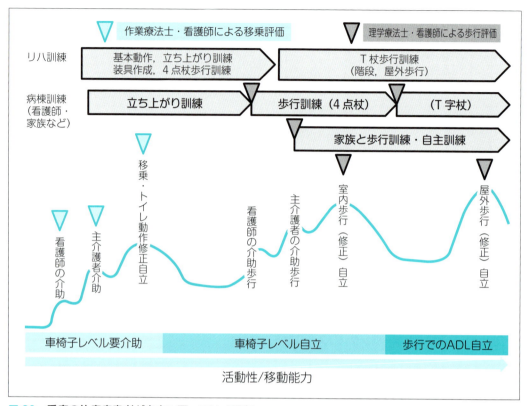

図20 重度の片麻痺患者が自立へ至っていく過程

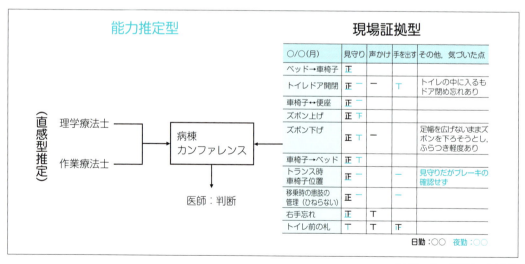

(大高・他，2007，文献2)

図21 簡易なシステムの1例

簡易なシステム構築の例．理学療法士，作業療法士による移乗動作や歩行の能力評価は，適宜直感型推定により行い，カンファレンスにおいて，看護師の現場証拠と突き合わせ，最終的にその場で議論も交えて医師が判断をするというシステム．サイズが小さい病棟などでスタッフが固定されている場合は，常にコミュニケーションもとれているため，この程度のシステムでも十分に機能する場合が多い．

し，能力推定型の評価法と現場証拠型の評価法の両者の利点は合わせもったほうがよいということと，異なる階層での判断を誰が行うかを明確にしておくことは重要である．

システムの限界

このシステムの限界は，①転倒は必ずしも安静度を守った状態で発生しているわけではない，②システムの妥当性が示されていない，の2点である．

1点目であるが，たとえば1年間の163件の転倒について，転倒の際の動作管理方法を分類した報告では，許可された方法を守って発生した転倒は26件，16.0％であったのに対し，患者が思いがけず行動したりセンサーや抑制をすりぬけたりして発生したものは117件，71.8％であったとしている[3]．当院のデータにおいても，転倒の約半数は安静度を守っていない状態で発生している（I-2，16頁参照）．すなわち，この安静度の設定をどんなに正確に行ったとしても，安静度の設定範囲外での行動により転倒は多く引き起こされてしまう．したがって，入院直後から取り組む前項の抑制的手段を含めた幅広い意味での活動調整による対応を行うことが重要であることは言うまでもない．どちらかというと本項のシステムは，直接的な転倒を防ぐというよりは動作の習得をモニターして促し，活動度を遅延なく上昇させることに対して力を発揮する．また，この安静度範囲内および範囲外の転倒の割合を検証することで，活動性の制限が妥当であるかどうかのヒントになる可能性もある．

2点目に関しては，異なる歩行自立度の設定による転倒率の違いを検討した報告がある[4]．独自の歩行自立判定テストを用い，入棟後に歩行自立を判定するシステムにおいて，厳しい基準の時期には転倒者割合8.9％であったが，基準をゆるめると転倒者割合は19.6％になったとし，判定基準の変更により転倒発生率が異なってくると指摘している．どの程度の転倒率が好ましいのか，何が妥当かという設定自体が現状では難しいが，安静度の設定が転倒率を左右するという点は極めて重要である．

（大高洋平）

退院後にむけての入院中の対応

退院時期の決定と活動性の維持・向上および転倒リスクの関係性

　回復期リハ病棟の退院の時期は，保険診療などの社会的制約と患者・家族の意向をふまえたうえで，「機能や能力がプラトーに達したとき」，「在宅のほうがリハに適している時期になったとき」，「リハの目標としての"峠"（I-1，7頁参照）を越えたとき」などを参考に判断する（表4）[5]．退院前の対応としては，回復期リハの終了が「回復」の終了ではないことを念頭におき，活動性を継続的に維持・向上させる仕組みをいかに整えるかが重要である．それと同時に，環境の大きな変化により活動性が不連続に変化する可能性があり，転倒リスクの増大も考慮しておくことがポイントとなる．主な対応の柱としては，活動調整として行う物的そして人的な環境の準備と整備である．

表4　回復期リハビリテーションにおける退院時期の決定要因

1. 患者・家族の意向や思い
2. 社会的制約条件 ・社会全体としての需要と供給バランス ・保険診療上の制約に依存している病院経営 ・後方施設の受け入れ状況や地域における医療・介護ネットワーク環境
3. 必要条件 ・在宅で生活ができる（物的・人的）環境が整う
4. リハビリテーションとしての判断 ・機能や能力がプラトーに達しているか ・入院と在宅とどちらがリハビリテーションに適しているか ・リハビリテーションの目標としての"峠"を越えたか

（大高，2014）[5]

在宅復帰で予想される活動性の変化と転倒リスク

　入院と在宅では，物的・人的環境が大きく違う．生活が自立していない患者にとっては，物的・人的環境，リハ資源，いずれも入院のほうに優位性があることが多い．さらに在宅では，病院のように障害者が動きやすい環境ではなく，さまざまなバリアーが存在している．そこでは，直接的な外因性のリスクが増大する可能性に加え，活動性の低下による長期的な内因性リスクの増大が懸念される．もちろん，その逆も然りで，入院中は安全性への配慮から使用されていなかった能力や活動性が在宅で生活することにより発揮され，在宅のほうが本人の活動性が拡大することもある．この場合には，急な活動性の増大による転倒リスク増大に配慮しなくてはならない．

　いずれにせよ，入院と在宅でのさまざまな環境を評価し，その移行による変化を予測し，それに基づいて適切に準備をして，調整を図ることが重要である．実際の活動性の調整は，物的

な環境，リハ資源を含む人的な環境の調整により行う．

物的環境の調整

　前述のように環境の変化からは，直接的な外因性リスクの増大と，活動性低下による長期的な内因性リスクの増大が懸念される．そこで，必要に応じて家屋環境の評価（調査）を行う．家屋環境への介入は，転倒予防効果のエビデンスがあり，積極的に行うことが望ましい（I-3，23頁参照）．家屋評価の項目や検討すべき点を表5に示す[6]．環境を評価するとともに，実生活空間内での身体機能・動作を評価するという2つの視点が必要である．そのうえで，活動性を維持・向上させる視点と，環境変化による外因性リスクの軽減をはかることが重要である．家屋改修の提案や実際の改修以上に最も大切なのは，家屋評価後に，患者のリハの課題を明確化し，その克服に取り組むという点である．家屋評価には患者本人が同席し，患者本人が移動しながら家のなかで想定される生活のシミュレーションを行い，問題点を明らかにしていく必要がある．また，入浴は自宅の風呂を利用するのか，福祉サービスを利用するのかなど，事前に検討していた退院後の生活設計についても再確認する．

　また，家屋評価には，ケアマネージャーなど在宅移行後の新チームのキーパーソンが集うことも多く，後述の人的資源やリハ資源を含む，退院後の支援プランの相談などもその機会を利用して行うとよい．

表5　家屋評価の主な項目と検討すべきこと

1．実生活空間内での機能・動作の評価 ・環境に適した基本動作獲得などのリハビリテーションプラン ・患者の退院への目標設定の明確化 ・介護手技・手段の介護者への指導
2．機能に応じた環境の評価 ・家屋改修案の作成 ・福祉用具，家具，歩行補助具の選定 ・環境改善では補えない部分について福祉資源活用のプラン作成 ・転倒発生の原因となる環境の調整（照明，敷物，コード類等） ・家周辺の調査（交通量など） ・ソーシャルワーカーによる，家屋改修費などの相談

（大高・他，2004，文献6を改変）

人的資源の調整

　在宅への移行に際し，日常的な介助者は，看護師などの医療従事者から家族などに変わることが多い．そのため，技術を含めた生活援助のための人的資源は圧倒的に減少することが予想され，活動性の低下や見守りなど人的な環境の質と量の低下を含む転倒リスクの増大が予想される．そこで，まず主介護者に対して，日々必要となる看護・介護技術（特殊な医療的処置の一部を含む）などの指導を，学習能力を考慮しつつ計画的に進める必要がある．そのうえで，介護者の能力や負担，ニーズに応じて，デイサービス，入浴サービス，訪問看護，ショートステイなどさまざまなサービスを，ケアマネージャーなど退院後のチームのキーパーソンなどと

も協議のうえ，適切に調整する．また，リハ資源の調整も重要である．退院時期が，リハの過程のなかでどのような段階にあるか（プラトーであるか，在宅生活によって活動性向上が期待できるのか，どこかの峠にあるのか）によりリハ資源の活用目的や手段は異なってくるが，いずれにしても，急激なリハ資源の減少により，せっかく獲得した能力が低下し，内因性リスクの増大，そして活動性が低下するという負のスパイラルに入ってしまうことは避けなければならない．

（大高洋平）

■ 文献

1) 永井将太：歩行障害の評価．動画で学ぶ脳卒中のリハビリテーション（園田 茂編），医学書院，2005, p29.
2) 大高洋平・他：チェックシートを用いた転倒・転落予防　回復期リハビリテーション病棟での取り組み．特集／転倒・転落を防止しよう！，看技 53：16-20, 2007.
3) Teranishi T et al：An analysis of falls occurring in a convalescence rehabilitation ward：a decision tree classification of fall cases for the management of basic movements. Jpn J Compr Rehabil Sci 4：7-13, 2013.
4) 上内哲男・他：回復期リハビリテーション病棟における歩行自立判定テストと自立後の転倒者率．身体教医研 13：9-14, 2012.
5) 大高洋平：回復期リハビリテーション病棟の退院プロセス再考．特集／回復期リハビリテーションの退院支援を考える－困難事例を通じて，臨床リハ 23：624-628, 2014.
6) 大高洋平・他：退院後の在宅リハビリテーション　再転倒予防を目指して．特集／脳卒中後の大腿骨頸部骨折，臨床リハ 13：323-328, 2004.

Column

妥当な転倒率とはどのくらいか

　この答えを論理的な思考から生み出すのは困難である．転倒率が高すぎるのは活動調整が適切とは言えないのは自明であるにしても，低すぎるというのも抑制的な介入が強すぎる可能性がある．目安として採用できそうなのは，退院後の転倒率である（I-2，20頁参照）．それよりも低すぎれば，活動を抑制しすぎているかもしれないし，高ければ活動度の設定が乱暴すぎるのかもしれないと推測することができる．わが国の回復期リハ病棟退院後および海外の病院退院後の脳卒中患者の転倒率は，4～13.7/1000人・日である．この値は，ほぼ回復期リハ病棟での転倒率と同様である（I-2参照）．ほとんどが海外の報告であり，時期が統一されていないが，今後は退院直後の転倒率を評価，検討することである程度のヒントがつかめると考えられる．もうひとつ，妥当な転倒率となり得る目安は，試行錯誤のうえに見つかる可能性がある．転倒を増やさずに活動度を上昇させるように，もしくは転倒を減らしながらも活動度の上昇を抑制しないように，組織のなかで試行錯誤をする．そのことを突き詰めることで妥当な目安に到達できる可能性がある．いずれにせよ，転倒率だけではなく活動性のアウトカムも併せて，経時的に評価をし検討を繰り返すことが大切である．

（大高洋平）

第Ⅲ章 多職種で取り組む転倒予防

1 医師の役割

回復期リハ病棟における医師の役割

　回復期リハ病棟の入院患者は，脳疾患あるいは整形疾患の割合が多い．脳疾患は，認知機能低下や片麻痺など急性に生じた多彩な神経症状を呈し，それらはすべて転倒のリスク因子となる．一方，整形疾患は，転倒を受傷機転とする外傷性疾患（骨折）が多く，そもそも受傷前から潜在的な転倒リスクを抱えている状態に加えて，骨折後の障害がさらに転倒リスクを増大させる．

　患者の活動性を最大限に向上させ，日常生活動作（ADL）自立や生活復帰の支援をマネジメントすることは，回復期リハ病棟で働く医師の最も重要な仕事だが，集中的にリハを行う過程で生じる転倒というリスクは避けては通れない問題である．活動性の向上とリスク管理という相反する問題の舵取り役として，回復期リハ病棟の医師が果たすべき役割は大きい．病棟で常に患者と接する看護師や，1日3単位前後のリハを行う各療法士は，それぞれの専門性をいかして担当患者の転倒という問題と向き合っている．それに対して，担当医は意識的に働きかけなければ情報が入ってきにくい側面があり，転倒対策が各専門職に任せきりになってしまわないようにしなくてはいけない．

　医師は，医療チームの中心として問題点を交通整理し，患者家族への十分な説明と適切な転倒対策を行う必要がある．複数の不安定な要因を，いかに「予測できるリスク」として目に見える形で共有するかが重要であり，医師が中心となってチームで問題点を整理し具体的な対策を行っていく．

時期によるマネジメントの違い

　回復期リハ病棟では，入院初期に転倒する患者が多い（I-2，15頁参照）．その要因として，手術などの治療や全身管理が優先される急性期医療から，活動性の向上を治療の軸とした医療に大きく転換することが挙げられる．転院直後には患者の身体的状態や行動様式を速やかに把握し，十分なインフォームドコンセントを行い，チームの中心となって適切な安全管理を実践する必要がある．

　入院後は，移乗やトイレ動作・歩行といったADLを，順を追って自立に導く必要がある．

たとえば片麻痺患者の場合，回復期リハ病棟入院時は多くが歩行不能でしばしば移乗にも介助を要するが，最終目標が歩行自立であることが多い．麻痺や歩行障害からの回復過程は患者によって異なるため，ADL自立度も動作の習熟過程に合わせて細やかにステップアップする必要がある．そのためには活動度の向上に関する病院または病棟全体での指針を定め，評価シートなどで考え方や情報を共有し，医師が主体となって運用していくことが望ましい（Ⅱ章参照）．

入院期間の中盤から後半にかけては，退院後の生活を想定したアプローチが重要となる．すなわち，入院中の転倒予防だけではなく，退院後の生活で安全に生活動作が行えることを目標とするべきである．できる限り自宅に合わせた環境設定や動作パターンで，安全に生活動作が行えるように配慮する．また，安全ベルトやセンサーマットなど病院で行う安全対策（抑制）は，自宅や施設では実施できないことも多い．自宅の環境や家族背景などを吟味したうえで，リスクはあっても活動性を向上させる判断もときには必要である．

抑制について

抑制については，医療安全と尊厳の両面からさまざまな形で論じられており，異なった立場や考え方があるため，個々の医療機関で十分に議論を進め方針を統一する必要がある．当院では，入院初期が最もリスクが高く，動作能力やADLが変化しやすいという認識から，初期は安全を第一に考えて抑制を含めた必要な対策を行い，患者の状態やリスクが把握できた段階で，抑制を解除または最小限とするように再検討する方針をとっている．また，抑制の導入に際しての患者・家族への説明は，医師が中心となって行う必要がある．

回復期リハ病棟入院時の対応

1）前医または家族から収集しておきたい情報（表1）

これまでの転倒のエピソードについて，自宅と前医での状況に分けて情報収集する．自宅で転倒を繰り返していた場合，在宅復帰にあたって移動方法や環境そのものを再検討する必要があるため，自宅の構造や家族構成などできる限り具体的に情報を収集する．また筆者の場合は，患者の性格（自立心が強い，気を遣うタイプ，せっかちなど）を家族に自然な形で尋ねるようにしている．家族との会話のなかで患者の特性や転倒リスクを共有することで，家族から患者への声かけにより転倒リスクの軽減を図り，また実際に転倒が起きた際のトラブルの回避にも役立つと考えられる．また，前医からの情報を整理しておくことも重要である．転院時に一見状態が安定しているようでも，発症直後は意識障害やせん妄，睡眠障害を呈していた症例も多く，転院後の環境変化で再度増悪することもある．また，診察時に見守りや介助が必

表1 転倒予防対策として収集しておきたい情報

前医からの情報	・前医入院中の転倒・転落の有無 ・夜間せん妄の有無 ・睡眠の状態 ・転院直前の安静度設定 ・夜間の排尿回数 ・内服中の薬剤（睡眠導入剤，抗精神病薬，抗てんかん薬など）
家族からの情報	・発症前の転倒エピソード ・前医での転倒に関連する（転倒しそうだった，転倒した）エピソード ・患者本人の性格 ・自宅（あるいは退院先）の環境

要と判断しても，前医では一人で行うことを許可されていた場合は，患者との間で擦り合わせが必要である．その他の重要な情報として，夜間の排尿回数や内服中の薬剤などの情報が挙げられる．

2）入院時の診察の進め方

入院日に行う診察は，患者や家族との最初のコミュニケーションの場と位置づけられる．当院では，入院時の医師の診察に必ず家族と看護師1名が同席しているが，家族や看護師を巻き込みながら自然な対話を心がけている．たとえば，診察の初めからいきなり認知機能のスケールを測定するような一方通行の診察とならないよう，対話のなかで自然に信頼関係を築いていけるように留意する．

麻痺や筋力低下のある症例では，当然のことながら筋力の評価だけでなく，動作能力の評価を行う．さらに，その評価を可能な限り患者と共有することが重要である．多くの患者が自身の動作能力を十分に把握できていないことも多い．そのため，診察や対話のなかで共通認識を図ることを心がける．たとえば，「乗り移りはまだ方向転換のときにお手伝いが必要みたいですね」「歩くのは上手になってきているようですが，長い距離はまだ一人では歩かないようにしましょうね」など，評価の結果をフィードバックすることが有用である．病識や認知機能に不安があれば，「トイレには歩いていけそうですか？」などの問いかけにより，今の能力と患者の実感にずれを確認し，擦り合わせをする．ナースコールについて説明した後にルールを理解し保持できているかどうかを評価する，などの対応を他職種と協力して行うことも，安全対策上重要である．

3）入院時の安静度設定，転倒対策

入院時の診察結果にもとづき，移動（歩行／車椅子），移乗（ベッド⇔車椅子），排泄（トイレ移乗，トイレ動作）の3項目について安静度を決定する．前提として，車椅子上の座位姿勢やベッド周辺，トイレの環境に問題がないことを確認しておきたい．繰り返しになるが，転倒・転落のインシデントや動作能力の変化率は入院後早期が最も大きいため，入院時は慎重に安静度を設定し，その後の観察のなかで細やかにステップアップすることが望ましい．

歩行での移動や排泄については，日中と夜間に分けて設定したほうがよい．過介助になる可能性もあるが，能力に不安があれば2～3日程度は評価を兼ねて夜間介助を行い，自立の是非を決定すればよい．

抑制については，車椅子上での対策，ベッド周辺の対策に大きく分けて検討する．リハを専門に行う病棟としては，患者の安全を第一に考えると同時に，自立を妨げることのないよう必要最小限で行うようにしたい．

4）入院時の説明

入院時に安静度を細かく設定しても，どこまでが許可された動作なのか，理解がよい患者であっても混乱してしまうことが多い．そのため医師が入院時に1度は安静度の範囲や見通しを整理して話しておくことが効果的である．筆者の場合，長期的なADLや歩行能力の目標を説明する際に，入院時の設定をお伝えし，「この後，一つひとつステップアップするためにわれわれがサポートします」「1週間ほど経過をみて，動作が上手になってきたら，私のほうで自立の許可を出しますね」というように話している．自尊心を傷つけないように配慮しながら，安静度の設定や転倒・転落対策の重要性について，リハの進め方を説明する流れのなかで自然に言及するように心がけている．

安静度の理解が困難な患者であっても，家族の前でわかりやすく説明するようにしたい．患者自身に自覚を促すことの限界を共有したうえで，環境調整や抑制の必要性について言及する．抑制は患者の尊厳の問題があるため，医師による十分なインフォームドコンセントが必要である．標準的な対策を行ったうえで必要最小限の手段として行うこと，あくまでも患者の利益（安全）を目的としていること，さらに抑制しても転倒・転落のリスクはゼロにはならないことを説明しておく必要がある．

入院中の対応

1）回復期リハビリテーション病棟入院中の活動度の変更

　回復期リハ病棟でのADL拡大に際して，リハのスタッフは患者が最大限発揮できる能力を，看護・介護スタッフは病棟での実際の動作能力を中心に評価していることが多い．そのため，しばしばスタッフ間で評価が乖離することがあるが，各職種の評価をバランスよく組み合わせて，医師として適切なリーダーシップを発揮して安静度を上げるようにしたい．

　転倒対策の観点からは，安静度を拡大する前のプロセスが重要と考える．評価対象の動作がある程度自立してきたら，病棟での生活動作のなかで観察するようにする．たとえば移乗動作が習熟してきたら，病棟での介助量も減らし，見守りの時期を経て自立のタイミングを図る．また，歩行が軽介助で可能となったら，歩行訓練や食堂への移動，ベッド周辺の動作を病棟スタッフと行うなかで自立時期を定めるようにする．「リハビリで良くなったから今日から一人でやっていいですよ」ではなく，自立までのプロセスを多職種で協働して支援する体制を各病院に合った形で整える．このことは，単なる転倒対策としてではなく，向上した能力をADLにいかすという回復期リハの根幹を強化することにもつながる．

2）活動度が向上することによる転倒リスクとその対策

　回復期リハ病棟では，数カ月の間に患者の能力が大きく変化する．能力が向上することは最も重要な転倒対策であり，最大限の能力を引き出せるように努力すべきである．その一方で，これまではできなかった動作を習得する過程で新たなリスクを背負うことになる．典型的な片麻痺で考えてみると，初期は車椅子上でのずり落ちや，ベッド⇔車椅子間の移乗での転倒が多いが，能力が上がるとベッドの周辺動作（カーテンの開け閉めなど）や歩行時の転倒が増えてくる．担当医としては，リハの進み具合や活動の向上に合わせ，生活上でのリスク管理について的確なタイミングで伝えるようにしたい．

3）退院支援と転倒対策

　リハにより運動機能が改善しても，転倒のリスクがゼロになるわけではない．安全性の高い動作パターンの習得，安全な環境設定，家族に対する指導や注意喚起などが必要で，各職種によるアプローチを包括的にマネージメントして退院支援を行う．注意力や認知機能の低下があり，運動機能面からも転倒のリスクがある患者の退院を支援するような場合は，家族とのコミュニケーションを密にとり，介助の必要性や転倒リスクについての情報を共有する．家族の介護体制に合わせて入院中から対策を変更したり，家族指導を行ったうえで外出や外泊訓練を行うなどして，退院した瞬間から大きなリスクを背負うようなやり方はできる限り避けるようにするべきである．

（松浦大輔）

2 看護師の役割

 ## 回復期リハ病棟における看護師の役割

　回復期リハ病棟における看護師の主要な役割は，患者の能力を見極め，活動意欲を引き出し，ADLの再獲得とその習慣化を進めることである．患者の実際の生活を最も近い立場で観察できる看護師は，ADLの再獲得において主要な役割を担う．他の職種とは異なり，一つひとつの活動を断片的に捉えるのではなく，生活の流れのなかでの連続した活動をとらえアプローチを行う点で，極めて重要な立場にある．さらに重要な点は，その過程を"安心・安全"に進めることである．つまり，安全への配慮やリスク管理を行いながら，"安心・安全"にADLを学習し，活動的な生活を再獲得するように支援をする．

　リスクを最小にするためには活動を制限することを考えがちだが，"活動を可能にするにはどうしたらよいか"という視点がリハ看護のスタートと考える．"活動"は，身体の動きに留まらず，心が動くことも"活動"といえる．心が動くことを引き出す・きっかけを探す・作る・促す，このようなアプローチも看護師の大切な役割の一つである．広い意味での活動をサポートし，それによってさらなる安全や安心を引き出す，それが看護師の役割と考えられる．

 ## 活動を最大に，リスクを最小にするための視点

　活動能力を最大限に向上させることができるか否かは，その患者における伸びしろを「見つける」ことが鍵となる．一方，リスクを最小にできるかどうかも，リスクを「見つける」ことが重要になる．実際には，活動を最大に，リスクを最小にする，そのための視点・アプローチは同一もしくは表裏の関係にあることが多い．活動を向上させるためのアプローチがそのままリスクの軽減につながることもあるし，活動を向上させようとするとリスクと背中合わせとなることもある．以下に，活動を最大に，リスクを最小にする視点とアプローチを整理する（表2）．

1）精神・認知機能

　抑うつ，認知機能低下，高次脳機能障害などの有無や程度，変化について観察する．表情，受け答え，食事，整容，移乗動作，ナースコールが適切に使用できるかなど，実生活のさまざまな場面での観察をすることが重要である．精神・認知機能低下は，活動性に直結し，転倒の要因にもなる．具体的なアプローチは個別に立案するが，基本的には，活動度や動作の難易度の調整を行う．アプローチは，スタッフの専門的な立場からの提案とともに協力して取り組む（Ⅲ-5参照）．

2）身体機能

　身体の麻痺，疼痛の有無・程度，関節拘縮，褥瘡の有無と程度，体格・栄養状態（食事量）などを評価する．観察する際に忘れてはならないのが，感覚器の状態である．視力や聴力は直接的に活動の制限やリスクに直結する．また，視力は環境による日内変動がある（昼と夜では状況が異なる）場合があり，考慮が必要である．

表2 活動を最大に，リスクを最小にするための視点とアプローチ

視点		アプローチ
項目	評価・観察項目	活動を最大に / リスクを最小に
精神・認知機能	・認知・精神機能 ・抑うつの徴候 ・高次脳機能障害（半側空間無視，注意障害など）	・医師への情報提供，投薬の検討． ・活動範囲や難易度の調整． ・動作に集中できる環境，状況の整備． ・動線や使用道具の場所の固定． ・介助方法を統一． ・動作の区切りを明確にし，いち動作ごとに声掛け． ・危険への自己認識を評価し，危険な場面を具体的に説明． ・高次脳機能障害に対応したアプローチ．
身体機能	・運動機能障害 ・疼痛 ・褥瘡 ・栄養状態（検査データ） ・感覚器障害（聴力・視力）	・筋力・麻痺の程度を把握し，介助方法や生活環境を設定． ・摂食嚥下の評価と栄養状態の管理． ・感覚器の低下にあわせた補助具，環境設定（補聴器，眼鏡，照明など）．
生活動作	・起き上がり～移動 ・排泄行動 ・ADL全般	・移乗動作，トイレ動作はチェックリストを用いて安静度を適宜変更し活動度を上げ，同時に問題点を抽出し訓練や環境を調整． ・療法士と情報共有をし，病棟訓練を実施． ・排泄や食事などの基本的な欲求を満たすことをきっかけに，動きたいという気持ちを引き出す．または動く理由とする． ・日中と夜間の活動条件の変化と調整． ・介助方法の適切な選択． ・介助方法の統一．
生活リズム	・睡眠，日中の覚醒状況 ・病棟生活のパターン ・リハスケジュール ・排泄パターン，習慣 ・入院前の生活習慣	・睡眠状態を把握して医師と情報を共有して，適切な内服薬を検討． ・昼の活動度を上昇させ，昼夜逆転を避ける． ・日中の臥床時間の減少． ・疲労度の把握． ・スケジュールを決めパターンを定着． ・スケジュール表の提示． ・行動を先読みした対応． ・病前のライフスケジュールを参考にした活動の促し． ・患者の習慣や趣味に合わせた関わり，趣味活動ができる環境提供．
リハビリ	・訓練時の動作方法と能力 ・病棟訓練とリハ訓練との比較 ・患者の意欲 ・家族の参加状況	・病棟生活での動作の見直し． ・病棟訓練の見直し． ・リハ訓練内容への提案・要望． ・家族への介助やリハ参加への促し（状況により）．
環境	・環境整備 ・個室か大部屋か ・ベッド，椅子，家具の位置や向き ・トイレまでの動線，距離 ・転倒への特殊対策の適切な配備	・整理整頓，危険環境の除去． ・障害と動作方法，介助方法に合わせたベッドや家具などの環境調整． ・動線の選定，確保，固定． ・転倒への特殊対策の必要性の評価と対策の見直し．
患者・家族の思い，特性，人間関係	・患者・家族の意向，意思 ・現状とのギャップ ・運動習慣の有無 ・仕事の内容 ・社会交流（インドア派 or アウトドア派） ・他患との交流/同室者との関係 ・家族の面会状況 ・スタッフとの関係，交流	・退院後の生活をふまえた目標設定と行動の調整． ・対人交流の活用/レクリエーションへの参加の促し． ・家族と過ごす時間の調整． ・患者家族を含めたチーム内の人間関係の力動と調整．

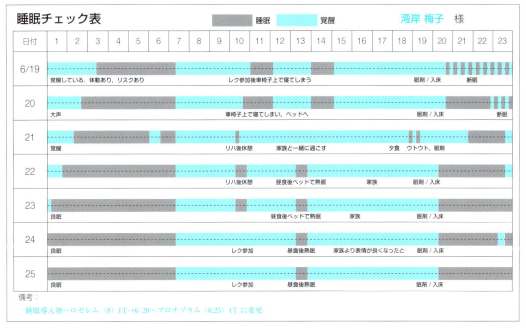

図1 睡眠チェック表の1例
睡眠と覚醒リズムの不良な患者に対しては，チェック表を適宜導入することで，介入と効果が一目瞭然にわかり，適切な評価に基づくアプローチが可能となる．

3）生活動作

実際の生活場面で動作を観察できるのが看護師の強みであり，役割でもある．起き上がり，座位，立ち上がり，移乗動作，トイレ動作，移動（車椅子，歩行を含め）を観察する．日中と夜間では，身体的条件や環境の変化から，動作能力が変動する場合が多い．そこで，たとえば日中は自立，夜間は見守りなど，場面に応じて介助量を変化させる．特に活動性と直結しやすいのは，移乗動作とトイレ動作である．これらについては，病院のシステムとしてチェックシートを用いて評価を行う（後述）．

4）生活リズムと行動パターン

夜間の睡眠時間や状況，日中の覚醒（臥床時間），車椅子乗車時間，活動状況，不穏状態，疲労度などを観察する．チェックシートなどを活用し，客観的評価とその共有を行っていく（図1）．場合によっては，睡眠導入剤などの内服薬の検討・調整などについて医師と相談することも考慮する．

行動にある特定のパターンがみられる場合には，それを先読みすることで，リスクを最小にする介入が可能である．特に，排泄関連の転倒予防には有効であると考えられる．排泄パターンを把握し，声かけや誘導により，患者をできるだけ待たせないようにする．また，行動パターンは読むだけでなく，作ることも大切である．たとえば，一日のスケジュールを提示し生活のリズムを作り，患者と共有することで，思わぬ危険行動を防ぐことにもつながる（図2）．

5）リハビリテーション

訓練中の患者の動作は，患者がもっている最大の動作能力を反映するため，訓練場面の観察は，現在の病棟生活における動作の見直しや今後の見通しを考えるうえで参考になる．また，リハでの訓練状態と考え合わせ，病棟訓練の難易度をリハスタッフと検討する．リハスタッフ

a.

週間予定表

4 階病棟 416	様

印刷日 H27.11.26	医師：	理学療法士：
	看護師：	作業療法士：
	MSW：	言語聴覚士：

※　開始時間は遅れることがあります.
※　当日時間変更がある場合もありますのでご了承下さい.

訓練時間		23(月)	24(火)	25(水)	26(木)	27(金)	28(土)	29(日)
	20							
	40							
09:00	00		入浴			入浴		
	20							
	40							
10:00	00							
	20							
	40							
11:00	00							
	20							
	40							
昼休み								
13：00	00							
	20							
	40							
14：00	00							
	20							
	40							
15：00	00							
	20							
	40							
16：00	00							
	20							
	40							
17：00	00							
	20							
	40							
18：00	00							
	20							

b.

湾岸太郎 様　1 日のスケジュール

8	9	10	11	12	13	14	15	16	17	18	19	20
朝食・口腔ケア	作業療法	レクリエーション	休憩	昼食・口腔ケア	休憩	理学療法	車椅子乗車	言語療法	更衣	夕食・口腔ケア		就寝

図 2　週間スケジュール表と 1 日のスケジュール表

a. 病棟で用いている共通の週間スケジュール表. b. スケジュールが混乱する可能性のある患者に対しては，ある程度固定した個別のスケジュール表を作成し表示している.

と情報を共有し，遅延なく安静度アップや病棟訓練内容の変更を行っていくことで，活動度は向上し，同時にリスク管理にもなる．

患者・家族のリハへの参加状況も大切な観察ポイントである．患者，家族の主体的，能動的なかかわりは活動性やリハ効果に関係する．家族の協力は，活動性を向上させる意味でもリスクを最小にする意味でも大切であり，家族を含めてリハにどのように取り組んでいるのかという点は重要である．

6）環境

患者特性とは別に，環境により活動性やリスクは大きく左右され，患者の能力とそれに応じた環境調整は必須である．たとえば，麻痺側に対応したベッドの向き・高さ，車椅子の位置，周辺にある椅子や家具の位置の調整を行う．特に動線には注意をはらう（図3）．設定については，床へのマーキングを行い，一定した環境が再現できるようにする．また，低床ベッドやセンサーなど抑制的で特殊な環境設定を転倒対策として行う場合はそれらの有効性を評価する視点が必要である．転倒対策に着目した環境調整は，入院初期からシステムに従って評価を行い，対策を適宜修正していく（後述）．

7）本人・家族の思い，特性，人間関係

患者・家族が，何ができるようになりたいと考えているのか，何に一番困っているのかを把握する．目指すゴールが違うと，そこから焦りが生じ，予期せぬ行動につながることがある．

生活のなかでくり返し学習することで生活動作を再獲得する回復期のリハでは，もともとの患者の特性やライフスタイルも影響を及ぼす．たとえば慎重な性格であれば，なかなか自ら活動性を上昇させようとはしないが，転倒リスクは低いと予想される．一方，大胆な性格であれば自ら積極的に動こうとするため，同時に転倒リスクの配慮が必要となる．また，病前は一日のほとんどを家に閉じこもって送っていたか，活動性が高い生活を送っていたかによっても入院中の活動性は異なってくる．実際のアプローチを行ううえでは，これらを考慮しつつ最適な介入を適宜進めることが必要となる．ただし，固定的なレッテルをはることは百害あって一利なしでもあり，注意が必要である．

医療スタッフや他の患者との関係性，キーパーソンや家族との関係性は病棟生活の活動と直結するため，評価しておくべきポイントとなる．

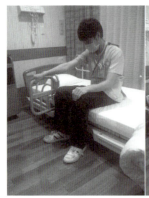 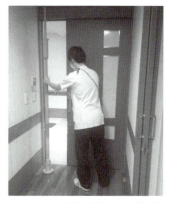

a. ベッドの高さ（左：低すぎる，右：至適）

b. 扉を開ける際にバランスを崩さないように突っ張り棒を設置

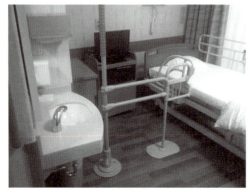 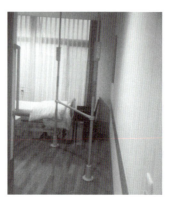

c. 洗面台までの動線および洗面中の立位保持のための突っ張り棒の設置

d. 動線へ手すりの設置

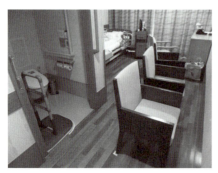 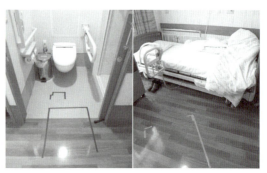

e. 家具を用いての動線の設定．家具を用いる場合は，逆に転倒リスクが上昇しないかどうか，常に評価をする必要がある

f. 車椅子の停車位置のマーキング（左：トイレ，右：ベッド）

図3 動線に配慮した環境設定の一例

システムによるアプローチ

1）入院時の転倒対策（Ⅱ章2項参照）

　入院時にまずアセスメントスコアシート（図4）を付けることにより，大まかな転倒リスクの把握ができる．また，客観的な転倒リスクの尺度として，入院初期に他のスタッフとの共有が可能である．そのうえで，個別性のある対応をするためには，短時間でも患者の行動を直接観察することが必要となる．具体的には，入院直後から翌朝の申し送りまでは転倒・転落スクリーニングシート（図5）を用いて，評価を進める．評価シートは，時系列に沿ったレイアウトで作成されており，入院担当看護師→理学療法士→夜勤看護師の順で記載し，二日目の看護師が申し送りを受けた時点で完結し，各職種で共有した結果，ハイリスクと判断された場合，転倒・転落ハイリスク追跡シート（図6）を用いて，最低3日間連続で患者の状態を能力，認知，行動の3つの側面から詳細に評価し，対策の妥当性や見直しを検討する．また，入院中に危険行動や転倒が観察された場合も，この追跡シートを速やかに導入し，転倒対策の再検討を行う．開始した対策は，適宜その状況と有効性について評価と見直しを行い，必要以上に活動性を制限しない．特別な対応には，活動を抑制するものとして，安全ベルト，ミトン，抑制帯，4点柵，柵ベルト，柵カバーなどがある．転倒リスクを生じる活動が始まることを知らせるものには，キャッチコール，ピンチコール，センサーマット，ビームセンサーがある．また，活動後の安全をはかるものには，衝撃吸収マットなどがある．

2）安静度アップの仕組みのなかでの移乗動作，トイレ動作の評価

　起居動作から，ベッド端座位，靴をはくといったトイレまでの一連の動作について，項目を細かく分類して評価し，その結果に基づいて安静度を決定する（図7）．移乗やトイレ動作の一連の流れ，またはその一部についての自立を，時間設定（日中のみなど）を含め決定する．シートは，安静度アップの評価のほか，日常生活場面での患者の動作を細かく分析し，集中的に訓練が必要な動作は何かを把握する際にも使用している．安静度を遅延なく上昇させ，活動性を上げるということだけではなく，評価を行うことで介助方法が統一されたり，課題がみつかり訓練内容を変更したりすることにつながる．また，安全のための環境整備の問題点も明らかになる．

3）歩行安静度アップのための評価

　歩行の安静度の評価表（Ⅲ-3，77頁参照）においても，看護師ならではの視点で，病棟での歩行や歩行練習などの様子を評価してフィードバックしていく．夜間を含めて，病棟内の歩行や病棟訓練の様子を安全性の面から観察することが重要となる（図8）．

転倒・転落アセスメントスコアシート

評価スコアの合計
0～7　⇒危険度Ⅰ‥転倒・転落の可能性がある
8～16⇒危険度Ⅱ‥転倒・転落を起こしやすい
17以上⇒危険度Ⅲ‥転倒・転落をよく起こす

疾患名	
麻痺	□右片麻痺　☑左片麻痺　□両片麻痺　□対麻痺　□四肢麻痺　□その他
障害	□失語症　□失行　□空間失認　☑ナースコールの認識ができない

分類	特徴（危険因子）	評価スコア	患者評価月日 10/1	/	/
A：年齢	☑70歳以上，9歳以下	2	2		
B：既往歴	☑転倒したことがある　□転落したことがある □失神・けいれん・脱力発作	2	2		
C：身体的機能障害	□視力障害　□聴力障害 ☑麻痺　☑しびれ（感覚障害） □骨，関節の異常（拘縮，変形など） ☑筋力の低下　□ふらつき　□突進歩行 □その他（　　　　）	3	3		
D：精神的機能障害	□意識混濁　☑見当識障害　□認知症 ☑判断力，理解力，注意力の低下 □鬱状態　□不穏行動（多動・徘徊） □その他（　　　　）	4	4		
E：活動状況	☑車いす　□杖　□歩行器 ☑移動時介助　□姿勢の異常 □□□寝たきりの状態 □付属品：点滴類，胃管，ドレーン類等 □その他（　　　　）	4	4		
F：薬剤	□麻薬　□鎮痛剤　☑睡眠薬 □向精神薬（睡眠薬除く） ☑降圧・利尿剤　□血糖降下剤 □抗パーキンソン薬　□浣腸暖下剤 □抗がん剤　□抗血小板剤・抗凝固剤 □多剤併用（上記薬剤の中の併用） □その他（　　　　）	各1	2		
G：排泄	□頻尿　□排泄行動に時間がかかる ☑トイレ介助が必要　☑夜間トイレに起きる □尿，便失禁がある □その他（　　　　）	各1	2		

※プライマリーナースが評価を行う． 　該当する□にレ印をつける． ※評価は，入院時，患者さんの状態が大きく変化した時， 　転倒事故を起こし再評価の必要が考えられた時に行う． ※A～Fまではひとくくりで点数加算する． ※F～Gは1項目毎に点数を加算する．	合計スコア	19		
	危険度（Ⅰ～Ⅲ）	Ⅲ		
	転倒すると思う（○×）	○		
	評価者　サイン	印		
	経験年数	6 年	年	年

図4　転倒・転落アセスメントスコアシート（記入例）

入院時にアセスメントスコアシートを用いて，おおざっぱな転倒リスクの大小の評価とリスク因子のスクリーニングを行い把握する．スコアシートをつけることが転倒対策ではないことには注意が必要である．

転倒・転落スクリーニングシート

DR	NS	Care	PT	OT	ST
印	印	印	印	印	印

転倒転落アセスメントスコア合計（ 19 ）点 危険度 Ⅰ・Ⅱ・**Ⅲ**
前医での転倒歴　なし・**あり**
前医での特殊対策の有無　あり・なし・**不明**

日中の行動評価　　　　　　　　　　　　　　　　STEP Ⅰ

(1) 指示理解　　　　出来る・**不十分**・出来ない
(2) NS コール利用　　出来る・**不十分**・出来ない
(3) 安静度の理解　　出来る・**不十分**・出来ない
(4) 移乗　　　　　　**介助**・見守り・自立
(5) 移動　　　　　　**介助**・見守り・自立

行動観察した上でのコメント（危険行動，Nsの直感など）
説明に対する理解が曖昧であり，自身の能力を過信する発言が聞かれます．移乗は，麻痺側下肢の管理が不十分であり，転倒リスクが高いと考えます．

安全対策

☐ 標準的対策で十分
　☑ 安静度の決定
　☑ 定期的な巡回
　☑ 安静度表示や注意喚起の張り紙
　☐ 患者・家族への教育
　☐ ガイドテープ（車椅子停車位置など）
　☐ その他（環境設定：低床ベッドや手すりの設置など）

☑ 標準的対策では不十分
　☑ 標準対策にも関わらず，転倒転落の危険性がある（切迫性）
　☑ 身体機能，能力の低下により，特殊な対策が必要（非代替性）
　☑ 安全対策として一時的な特殊予防策が必要（一時性）

☑ 特殊予防策の同意取得　（**済**・未）
　☑ 車椅子安全ベルト
　☐ ベッド4点柵
　☑ 特殊コール
　　・センサーマット　　・ピンチコール
　　・**ビームセンサー**　・キャッチコール
　　・タグセンサー
　☐ 衝撃吸収マット
　☐ ミトン

スタッフ・夜勤NSへ申し送り，依頼事項
麻痺側下肢をフットレストに載せたまま立ち上がろうとするなど危険行動を認めるため，センサーに加えて車椅子安全ベルトを装着し様子観察することとなりました．

NS 印

基本動作能力評価　　　　　　　　　　　移動能力評価　FIM　4　STEP Ⅱ

項目	可能度	特記事項
・起き上がり	5	
・座位バランス	5	靴着脱，麻痺側は介助が必要．
・靴の着脱	4	介助時後方へ不安定となるため，
・ベッド⇔車椅子移乗	4	注意が必要です．
・車椅子⇔トイレ移乗	4	

☑ 車椅子　　☐ 歩行
☐ 普通型　　☐ 補助具なし
☐ リクライニング　☐ 短下肢装具
☐ その他オプション　☐ 膝装具
☐ クッション　☐ T字杖　☐ 4点杖
☑ ブレーキ延長　☐ 歩行器　☐ 歩行車

コメント　実際の移動能力状況，日勤Nsに対する返答・実施した具体的な対策など
移乗はL字バーを用いることで，ほぼ見守りで可能です．
しかし，麻痺側下肢の管理が不十分であり，常に声掛けによる修正が必要です．
車椅子駆動は可能ですが，徐々に右へ斜め駆動となり，方向転換には介助が必要．

PT 印

夜間の行動評価　　　　　　　　　　　　　　　　STEP Ⅲ

(1) 睡眠導入剤　　　**なし**・あり
(2) 睡眠　　　　　　良眠・**断眠**・不眠・不穏
(3) NS コール利用　　出来る・不十分・**出来ない**
(4) 動作能力　　　　日中と比べて変化なし・**不安定**
(5) 安全対策の効力　**あり**・なし

行動観察した上でのコメント（危険行動，Nsの直感など）
夜間3回トイレへ行きましたが，Nsコールはなく，全てセンサーにて対応しました．
移乗動作は不安定であり介助を要しました．

☑ 対策の変更なし
☐ 対策の変更・追加あり
変更・追加した内容
センサーにて対応できているため，変更なし．引き続き，様子観察する．

【ハイリスク対応の必要性の有無】
☐ 標準的対策による経過観察
☑ ハイリスク対応とし，追跡評価を開始する

受NS 印

図5　転倒・転落スクリーニングシート（記入例）

入院時に，日勤，夜勤ともに対策と評価を続け，翌日からの転倒対策につなげる．また，理学療法士ともこのシートを通じて連携をとる（Ⅲ-3, 75頁参照）．

転倒・転落ハイリスク追跡シート

| 目的 | ☑ ハイリスク対応の解除に向けての評価
☐ 転倒・転落後の再評価
☑ ハイリスク患者に対する評価，対策検討
☐ その他（　　　　　　　　　　　　　　） |

転倒・転落アセスメントスコア（ 19 ）点　危険度　Ⅰ・Ⅱ・**Ⅲ**
当院入院後の転倒回数・・・（ 0 ）回

現在の安全対策
☑ 車椅子安全ベルト　　☐ ベッド 4 点柵
☐ 特殊コール
　・センサーマット・ピンチコール・**ビームセンサー**
　・キャッチコール・タグセンサー
☐ 衝撃吸収マット　☐ ミトン
☐ 標準的対策

再評価で具体的に達成したいこと
☑ 安全ベルトの解除
☐ ベッド 4 点柵を（　　）点柵へ変更
☑ 特殊センサーの解除
☐ 安全対策の強化・見直し
安全対策の妥当性評価

他部門情報　PT 印　OT 印
PT：車椅子シーティングを設定し直しずり落ち傾向は少なくなりましたが，姿勢の自己修正に関しては十分ではないです．車いすブレーキおよびフットレストの操作を忘れることがあります．
OT：半側空間無視，注意力低下を認めます．動作自体は，声掛けにて修正できます．

○：できる　△：あいまい　×：できない　はい／いいえ

		1日目 11/24	2日目 11/25	3日目 11/26
能力	座位が安定している	○ 姿勢の崩れはなく修正可能．移乗時車いすフットレスト・ブレーキ忘れあり．	△ 車椅子座位姿勢の修正介助をしました．ブレーキは可もフットレストは声かけ要でした．	△ 移乗前の車椅子手順も自ら気を付けていました．ブレーキ・フットレストの忘れはなし．
	移乗が安定している	△	△	△
	移動が安定している	○	○	○
認知	病識がある	○	○	○
	安静度を理解している	× 安静度の説明をするも理解不十分．	○ 安静度の理解進んでいます．	○
	不穏・せん妄がない	○	○	○
行動	ナースコールが押せる	× 夜間 Ns コールなく，センサーにて対応しました．	○ 日中，Ns コールでスタッフを呼ぶことができていました．	○ Ns コール対応可．
	安静度を越えた行動がない	○	○	○
	離棟・離院・徘徊がない	○	○	○
その他				
対策の見直し	現状の対策が効果的か？具体的な問題点を記載	安静度理解不十分．転倒リスクあり，対策を継続する必要性あり． 対策の変更：あり・**なし** 内容：	Ns コールにて呼べるようになっている．安静度理解進んでいる． 対策の変更：あり・**なし** 内容： 明日センサー off の検討	安静度の理解もできており，終日センサー対応なく，Ns コール押せていました．移乗に際し，車椅子操作は定着しましたが，活動度 UP に伴い，車椅子駆動時の姿勢の崩れ認めます．

☐ 対策の変更なし
☑ 対策の変更・追加あり
変更・追加した内容
センサーを中止し，Ns コール対応とする．
車椅子安全ベルトは，引き続き解除に向けての評価必要．

☐ ハイリスク対応を終了し，標準的対策を継続
☑ ハイリスク対応を継続，明日以降も追跡継続
☐ ハイリスク対応を継続，定期的な追跡継続
再評価日（　　/　　）

NS 印　DR 印

図6　転倒・転落ハイリスク追跡シート（記入例）

　入院時もしくは入院中に，ハイリスクと判断された場合には，このシートを起こし，能力，認知，行動の 3 軸について最低 3 日間評価を行い，評価と対策の妥当性を検証する．特殊対策などを用いている場合には，繰り返しこの評価を継続し，漫然と対策を取り続けないようにする．

移乗・トイレ動作評価表（看護師）

（3　　階病棟）

氏名：　　湾岸　海子　　様	評価期間：12 月 1 日～　12 月 3 日
目的：日中，夜間の移乗・トイレ安静度向上（修正自立）	

☑日中［黒字記入］　☑夜間［赤字記入］　☑病室トイレ　□共同トイレ

	評価項目	1日目 12月1日			2日目 12月2日			3日目 12月3日		
	A：安全にできる　B：声かけ・見守り　C：介助	A	B	C	A	B	C	A	B	C
コール	トイレに行きたいコールがある	正丅			𤴓		丅	正一		一
	Ns が来るまで待っていられる［待てればA・待てなければC］	正一	/	丅	𤴓	/	丅	正	/	丅
起き上がり・座位	ベッドで健側に側臥位がとれる	正	丅	一	𤴓	丅		正	丅	
	健側の肘をベッドに押しつけながら上半身が起こせる	𤴓	丅	丅	𤴓	一	一	𤴓	丅	一
	下肢を自力で下ろせる	正一	一	一	𤴓	丅		𤴓	丅	一
	端座位保持ができる	正	下		正	一		正一	一	
更衣	靴がはける	𤴓	下	一	下	丅	一	下	丅	丅
移乗	手すりを適切に持って立ち上がれる	正	丅	一	𤴓	丅		正	丅	
	方向転換ができる	𤴓	丅	丅	下	下		𤴓	下	
	車椅子に安全に着座できる	正一	丅		正	一		正	丅	
移動	杖でトイレまで安全に歩行できる									
	車椅子でトイレまで移動できる	正	丅	一	𤴓	丅		𤴓	丅	一
	トイレドアの開閉ができる	正	丅	一	正		一	𤴓	丅	一

図７　移乗・トイレ動作評価表（記入例，一部のみ掲載）

看護師が移乗動作，トイレ動作を実際の動作を細かく評価をする．３日間が原則で，夜勤は赤，日勤は黒など一目でわかるように，正の字で１回１回の動作が介助，見守り，自立のどこにあたるかを記入していく．

図8 歩行能力評価表
　看護師ならではの視点で，病棟での夜間を含めた歩行についての評価を行う．PTの評価とあわせて安静度変更の判断指標となる．（Ⅲ-3，77頁参照）

介助中の転倒

　患者を介助する際に転倒させてしまうことは，医療事故につながりかねない．避けなければいけない事象であるが，残念ながら起こりえることでもある．基本的には，適切な評価が行われ，それに対して適切な介助方法が適切な状況と環境のもとに行われれば発生しないはずである．しかしながら，それらが完全に整うことは容易なことではなく，個人として，組織とし

表3 介助中に起こりうる転倒の要因とその対策

	要因	対策
評価	・能力の把握が不十分 ・能力の変化の把握が不十分	・情報の見える化 ・情報の共有 ・疾患についての学習
方法	・介助方法が不適切 ・介助方法が不統一 ・介助方法が模索段階	・研修による習熟 ・協力体制の充実 ・補助具や介護用品の活用 ・統一した介助方法の提示 ・療法士との協働により早期の介助方法の決定 ・段階づけ明確化
状況	・介助者の焦り ・患者の焦り ・介助者と患者との関係（体格，相性など）	・無理のない業務フローの立案 ・行動パターンを把握し，先読み ・人員の配置，介助者の選択
環境	・環境設定の不備 ・環境の不統一 ・環境の整備不十分	・車椅子の設置場所の統一 ・部屋の配慮（ベッドの向きや広さ等） ・他患との環境との調整 ・環境整備（不要な物の片付け・広い場所の確保など）

て，努力が必要である．その要因と対策を考える（表3）．

1）患者の能力把握

　安全で適切な介助を行うためには，患者の能力を十分に把握してから臨むことが重要でありその場しのぎの対応であってはならない．しかし病棟という環境においては，少人数の看護師が多くの患者を管理するため，全員の状態を速やかに正確に把握するのはそれほど容易ではない．また回復期では，患者の能力は日々変化し，さらには日内変動があり介助量が一定でない．そのため，個人で情報を収集する姿勢だけでなく，情報をいかに見える化し，共有するかという点が重要である．具体的には，ベットサイドに現在の安静度の表示（Ⅱ-2，35頁参照）を行ったり，患者の車椅子の背もたれにあるポケットに現在の介助方法などを提示したりすることで情報の見える化と共有を行っている（Ⅲ-4，92頁参照）．

2）介助方法

　適切な介助方法の選択により，リスクは低くなる．介助方法は患者の状況に応じて変化していくため，その決定，プロセスの統一が非常に大切になる．また，経験年数の浅い場合は，研修などを充実させる．

3）状況

　その場における状況も重要な因子である．事前の対処が可能な上記2つよりも，転倒発生時にはこの状況が鍵となる場合も多い．特に患者，介助者ともに焦りを生むような状況に追い込まれると事故は発生しやすい．個人による先読みや業務フローの見直しに限界がある場合は，組織による人員配置などを考えなくてはいけない．

4）環境

　環境整備，そして個人個人にあわせた調整が必要であるが，家族や友人，清掃スタッフなども比較的自由に出入りできる病室では，一度設定した環境を維持しにくく，留意が必要である．

（中西まゆみ　川野靖江　井坂　碧）

Column

能力と障害，どちらに重きをおくか

　「活動を最大にするかリスクを最小にするか」という論点と「患者の能力を伸ばすか問題点をなくすか」という論点は似ているところがある．

　リハ看護は，患者の能力に気づき，何ができるかを評価することが最も重要な視点であると思う．回復期リハの目的は，機能回復とADL向上を図り，活動性を増加させることで患者の生活能力を向上させ，より良い在宅生活を支援することである．患者のできることに目を向けたほうが，入院中そして退院後の豊かな生活に向けて，介入の幅が広がり多様なかかわりができる．問題点は制限によって解決するのではなく，能力を生かしてカバーするという考え方が実践的で有用ではないだろうか．

　看護師の仕事は安全が優先，つまりリスク管理がメインとなることが臨床では多く，めまぐるしく変わる医療・福祉のなかで求められる知識や技術が増え，事故のないように…という思いが強くなるのも理解できる．従来の看護教育をふまえると，患者の障害やリスクに目が向きやすいのは止むを得ないようにも思う．しかし，活動とリスク，どちらを優先するか悩みながらも，やはりリハ看護では，患者の能力に気付き，そして伸ばし，活動を広げる視点を持ちつづけたいと思う．

〈中西まゆみ〉

3 理学療法士の役割

回復期リハ病棟における理学療法士の役割

　回復期リハ病棟では，集中的なリハにより機能回復，基本動作能力の再獲得，ADL の向上を図り，活動性を増加させることで患者の生活能力を向上させ，在宅復帰と社会復帰を目指す．理学療法士の専門性が発揮される分野の一つに，起居・移動動作能力，特に歩行能力に対するアプローチが挙げられる．最大のゴールを目指して，訓練場面では常に最大の能力を引き出し，実生活での能力の一歩二歩先を目指すことが必要である．一方で，その専門性は決して独りよがりであってはならず，患者の能力を実生活に落とし込むことが大切である．つまり，訓練レベルの能力向上が真の目的ではなく，実生活での能力向上が最終目標であることを常に念頭におかなければならない．最大の能力とともに実生活での能力を見極め，専門的視点を"見える"化して他職種と情報共有していくことで，活動量が向上し，さらに能力の向上につながる．

　一方，能力を最大にし，活動量を増すというベクトルは，転倒といった活動のリスクと直面せざるを得ない．そのため，同時にリスクを最小限にする安全の視点をもち，その対応をスタッフ全体に周知することも求められる．

活動性向上と転倒の関係

　回復期リハ病棟へ入院する患者の多くは，運動障害に加え，入院による不活動のために廃用症候群に陥っている．低い身体機能のまま活動性を向上させることで，転倒といった「活動のリスク」を冒す恐れがある（図9）．しかし，一方でこのまま不活動状態が続くと，さらに運

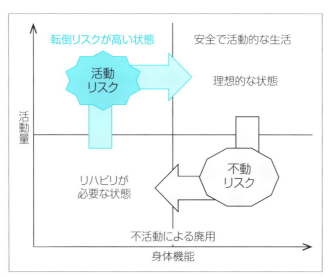

図9　リハにおける不動のリスクと活動のリスク

動機能・心肺機能，また認知機能が低下するという悪循環に陥る．この「不動のリスク」を脱却するために，離床や運動療法を用いて活動性を向上させることが必要である．回復期リハ病棟では，活動的な生活を営めるように多職種チームとして取り組むことが使命であり，活動のリスクを必要以上に恐れるあまり不動のリスクを冒してしまうという本末転倒なことにならないようにしたい．

安全対策について

安全対策は介入のタイミングにより，入院時から初期に行うもの，安静度アップに伴うもの，適宜行うものの3つに分類することができる．それぞれ当院での試みを紹介しながら以下に述べる．

1) 入院当日に行う基本動作評価と安全対策

回復期リハ病棟では入院直後が最も転倒率が高い（I-2，15頁参照）．つまり，入院当日から安全対策を実施することが必須であり，最も重要な点となる．当院では入院当日，まず医師が診察と安全対策の説明を行い，同時に看護師が転倒危険度の評価と環境調整を実施する．しかし，患者が入院時の診察で見せる顔と，少し時間が経過したあとの様子は異なる場合がある．たとえば，入院時の診察では転院に伴う疲労から活動性が乏しいが，少し時間が経過した夕方には活発になっている，またはその逆のケースなどをよく経験する．そのため，入院時転倒・転落スクリーニングシートを用いて，stepⅠ：日中の行動評価（日勤帯看護師により評価），stepⅡ：能力の評価（理学療法士により評価），stepⅢ：夜間の行動評価（夜勤帯看護師により評価）の3段階で，患者の1日の行動・能力の評価を行い，安全対策の方針決定をしている（図10）（Ⅱ-2，39頁参照）．シートを用いることで，統一した対応が可能となるが，直接，他職種とコミュニケーションをとることの重要性は論を待たず，常に顔を見てのコミュニケーションをとりながら最善の評価や対策を模索することが大切である．

2) 安静度アップに伴う評価

各動作が自立しているか否かを，安全面を考慮した能力として検討することは決して容易なことではない．安全を100％保証する自立設定は困難であり，一体どの程度安全にその動作ができることを自立と判断すればよいのかなど不明瞭である．では，どのように自立を判定していけばよいのであろうか．一つの方法は，さまざまな評価スケールを用いて，自立判定のカットオフ値を算出する方法である．しかし，その妥当性の問題や，そもそも環境が異なるなかで，他の施設のカットオフ値をそのまま適応しにくい側面がある．では，それぞれの施設において，どのように自立判定基準を決め，安静度アップをするべきであろうか．

たとえば，車椅子で入院した患者が，T字杖を使用して院内の歩行が自立するまでの過程を考える．そこに至るまでには，理学療法士による介助・見守り歩行，看護師や家族との介助・見守り歩行，病室内歩行自立，棟内歩行自立など，さまざまな段階がある．また，歩行が最終的に自立するためには，歩行そのものの能力だけではなく，あわせて自立しなくてはならない動作，もしくは同時に発生する動作（たとえば椅子への着座，トイレに行く，ドアを開けるなどの歩行関連動作）が自立することも必要となる．このように介助量，活動範囲，関連動作など幅広い視点での適切な評価に基づいて，安全面に配慮しながら安静度を段階的にアップすることが重要となる．

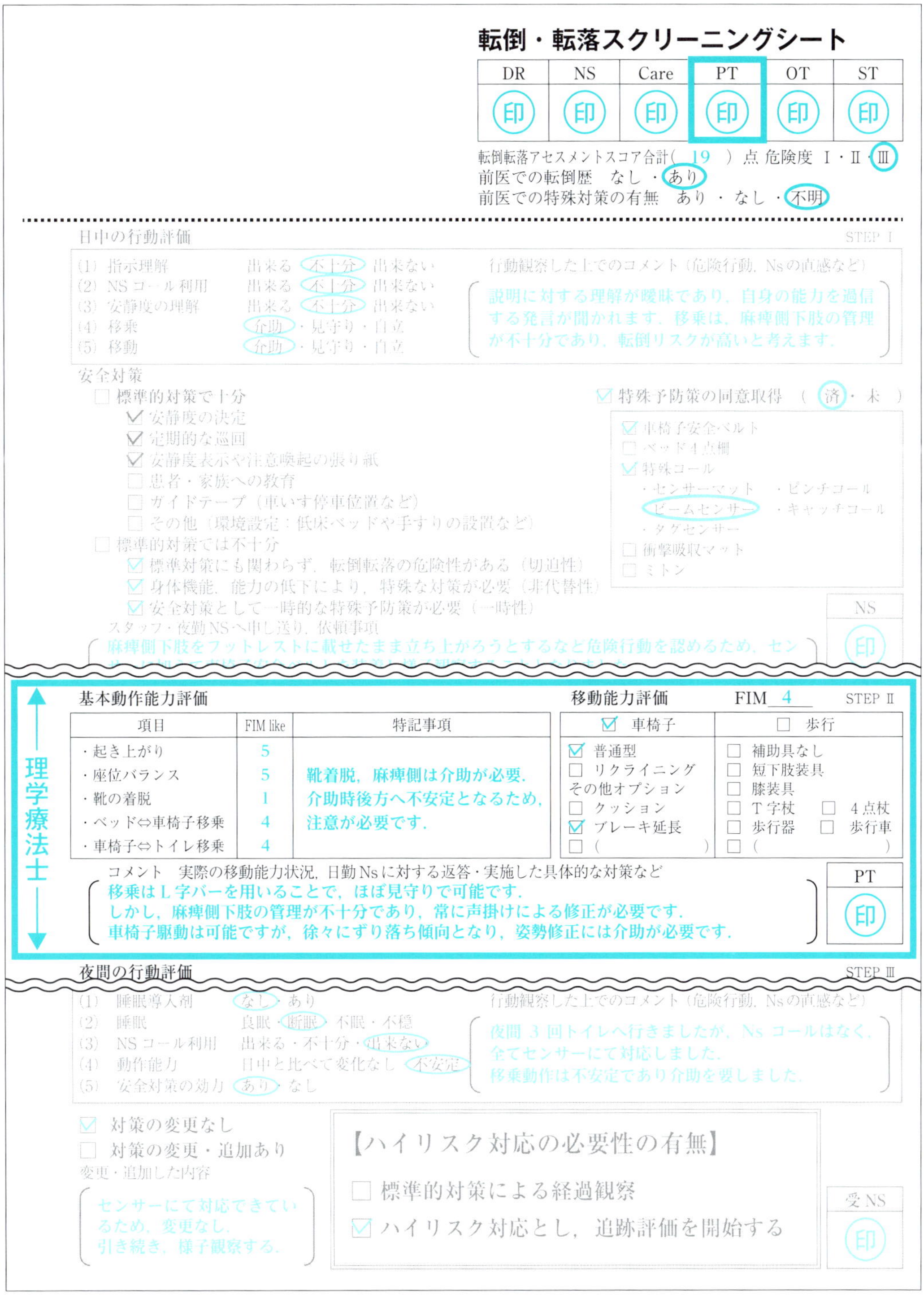

図10 転倒・転落スクリーニングシート（記入例）

入院時に看護師と一緒に使用する．入院当日の時間のないなかでこのシートを通じて，漏れのないようにしっかりとした対策をとる．（Ⅲ-2，67頁参照）

歩行の安静度を徐々にあげていくための歩行能力評価表として，当院で用いているものを図11に示した．歩行能力評価表の構成は，床の物が拾えるなどの動的バランス，周囲への配慮ができるかなどの歩行関連動作や100m連続歩行が可能かなど耐久性を含む実際的な評価項目からなり，理学療法士が評価する．また，あわせて10m歩行やTimed Up and Go test（TUG，椅子から立ち上がり3m歩行し，ターンして椅子に座るまでの時間を計測する）などの歩行能力を定量化できる指標も参考値として評価する．また，病棟での様子や内服状況，病棟歩行訓練の状況などを評価する欄もあり，看護師が評価を行う．理学療法士による能力推定型評価と，看護師による現場証拠型評価をもとに，医師が医療・社会的なリスクなどを加味し，最終的に安静度を判断するシステムをとっている．このように多面的に評価するシステムにより，安全に安静度の検討ができる．さらには患者の目標を共有し，目的達成のための具体的な提案が生まれるきっかけとなる．たとえば理学療法士による訓練場面では歩行を介助で行っているときに，病棟では看護師による立ち上がり訓練を実施する，あるいは訓練場面では杖歩行を見守りで行っているときに，病棟では歩行器で自立させるなど，段階的な活動度上昇への取り組みを協働して行うことができる．これにより，安全かつ円滑に安静度をアップできる．

3）適宜行う安全対策

　どんなに安全対策を行っていても，転倒はゼロにはならない．もしも転倒が起きてしまった場合には，その症例の次の転倒を防ぐだけではなく，病院全体のチーム力を向上するためにも，かかわるスタッフがあらためて集まり，対策を検討する．重要なポイントは，修正可能な原因を徹底的に明らかにすることである．

　たとえば，歩行自立者の転倒において，発生した場所がトイレの扉前であったとする．この転倒の原因を，焦ってトイレに行こうとしたためと安易に患者側の注意の問題と考えてしまいがちである．これでは根本的な原因を明らかにしたことにはならず，対策も立てようがない．そのため，チームで集まり，まずは発生状況を正確に共有することが重要である．実は病棟内歩行が自立になってまだ日が浅く，装具の装着に時間がかかるため装具をはかないで歩いていた，トイレまでの動線上に面会者の椅子がはみ出ていた，睡眠導入剤を使用した翌朝は時折覚醒状態が悪いことがあった，最近頻尿になっていたなどの転倒に関連する要因が明らかになることがある．このように事実関係が明確になることで，具体的に対策を立案し，実践することができる．

　転倒の原因が環境要因であるならば，その調整，たとえば補装具の変更や動線を整えるといった対策が必要である．患者側の要因であれば，その改善を検討すると同時に，日内および日間変動について密に観察し，本人や他職種とコミュニケーションを図る必要がある．また，動作の一部が困難であることが判明した場合は，まず動作方法の変更を検討することを模索し，それでも困難であれば安静度を変更することを検討することも必要である．また，たとえば担当者が歩行関連動作を評価せずに自立判定をしていたなど，ルールやシステム上の問題で転倒が起こっていたのであれば，システムレベルでの修正を視野に入れ，さらなる原因追求が必要となる．環境要因や人的要因，自己の注意だけではなく，もしかするとより根本的に，教育体制などのシステム要因に落とし穴がある可能性もある．安全対策を検討するうえで，システム要因にまで視野を広げることも，ときには必要である．

歩行能力評価

	Dr	Nrs	PT
	印	印	印

氏名　湾岸 太郎　様　　主治医　○○

PTコメント
歩行能力の向上に伴い，歩行安静度を室内歩行から病棟内歩行自立へ移行したいと考えますが，いかがでしょうか．
歩行条件は，短下肢装具とT字杖使用．

現在の能力（ 2015 年 11 月 18 日）

歩行FIM	補装具		10m所要時間			歩行速度		歩行率	
5	短下肢装具	T字杖	Normal	17.84 秒	30 歩	33.6	m/min	100.9	steps/min
			Fast	12.8 秒	24 歩	46.9	m/min	112.5	steps/min

TUG	時計回り	反時計回り	下肢筋力	麻痺側	非麻痺側
所要時間	18.62 秒	17.12 秒	strength ergo	20.5 Nm	62.4 Nm

可能	不可	評価項目
○		1. 介助者の指示に従える
○		2. PT場面で歩行FIMが3以上
○		3. 装具・介助の有無に関わらず，10m程の歩行が可能
○		4. 立ち上がり軽介助レベル以上
○		5. 立位保持10秒程度以上
○		6. 50m連続歩行が可能
○		7. PT場面で歩行FIMが4または5以上である

Nrs付病棟歩行訓練
□ Dr. 確認：

□ Nrs付歩行で危険な場面がない（1週間）
□ PTで家族介助歩行の指導済みである

☑ 眠剤内服あり
□ vital 変動あり
□ 活動に日内差あり
□ 病棟歩行訓練時まだ不安定
　□ 膝折れ　□ 注意障害
　□ その他（　　　）

【Nrsコメント】
病棟訓練では，病棟を2周連続で歩行可能です．耐久性は問題ないと考えます．また，夜間のトイレへの歩行や動作も安定してます．
病棟内歩行自立可能と思われます．

家族と病棟歩行訓練開始
□ Dr. 確認：

可能	不可	評価項目
○		8. 訓練時，居室からリハセンターまで歩行している
○		9. 段差10cmの昇降が，軽介助以上
○		10. 屋外歩行訓練及び評価の必要性がある

屋外歩行訓練の許可
□ Dr. 確認：

可能	不可	評価項目
○		11. PT場面で歩行FIMが6または7である
○		12. 椅子からの立ち上がり動作が自立している
○		13. 歩行〜椅子・ベッドへの着座動作が安全にできる
○		14. 靴（装具の場合は装具）の脱着が自立している
○		15. 左右の肩越しに後方をみてもバランスを保てる
○		16. 後方からの声掛けにより安全に立ち止まれる
○		17. 動くものに対して反応できる（急に止まれる）
○		18. 目的の場所の記憶など認知に問題がない
○		19. カーテンの開閉が可能
○		20. トイレ動作が自立している

室内歩行自立
□ Dr. 確認：

可能	不可	評価項目
○		21. 立位で床のものが拾える
○		22. 食堂の椅子をひいて座れる
○		23. 4歩程度の後ずさりができる

日中のみ病棟内歩行自立
□ Dr. 確認：

可能	不可	評価項目
○		24. 100m連続歩行ができる

病棟内歩行自立
☑ Dr. 確認：印

可能	不可	評価項目
	○	25. 300m連続歩行ができる
	○	26. EVの操作が行える

院内歩行自立
□ Dr. 確認：

図11　歩行能力評価表（記入例）

当院で用いている歩行安静度の段階づけにあわせた評価表．医師や他の職種の依頼に応じるだけではなく，適宜自ら評価表を用いて評価を行う．安静度は評価表に基づき，医師の判断において変更される．評価表には，看護師の記入する欄もあり，病棟での状態が反映される．（Ⅲ-2，70頁参照）

理学療法士の専門的視点

1) 最大に能力を高めるための評価

　回復期リハ病棟における理学療法士は，いわば活動性向上の先頭に立つ存在であると考えられる．ときに，安全を優先するばかりに，活動性や動作の制限ばかりを指摘することが見受けられるが，チーム内の役割としては，あくまで最大の能力を引き出すことと認識すべきである．
　リハでは，動作を学習するにあたり難易度（動作方法や使用補装具，介助の量など）を調整し，段階的に進めていく．この方法は適切に患者の能力を把握し，予後予測を立てたうえで適用するのが大前提である．歩行訓練を例にとると，平行棒内歩行ができてから杖歩行，3動作歩行ができてから2動作歩行，揃え型歩行ができてから前型歩行，というようなパターンは本来なく，適切な難易度調整をして患者の能力にあった戦略で訓練すべきである．経験の浅い療法士をみていると，評価が不十分であるがゆえに患者の能力を低く見積もり，あたかもパターン化した順序があるかのような訓練を実施している姿を目にすることがある．揃え型歩行で訓練しているが，実は前型歩行が可能であったり，4点杖を使用しているが，実は杖不要で歩行が可能であったり，という状況をしばしば経験する．このような状態では，リスクを最小に抑えることはできても活動を最大にすることができず，さらには実生活での能力の一歩二歩先を目指すには程遠い結果となる．そうならないためにも，理学療法士は最大の能力を見いだす視点を常にもたなくてはならない．かといって，経験もなしには適切な難易度というものがすぐにはわからないことも多い．安易に無理な難易度設定を行えば，転倒リスクが増加するだけである．そのためには経験の浅い新人療法士には経験者が数名つき，臨床における相談や，ときには一緒に介入することで直接指導を受け，経験を積んでいく体制をとることが望ましい．

2) エラーの利用

　最大能力の評価は，訓練の戦略を立案するうえで重要であるとともに，現状の患者の能力の限界を知るのに有用である．訓練場面において最大能力を引き出す行為は，一方で転倒のリスクが増すということを忘れてはならない．
　転倒の原因の一つに，実際の能力と自己が認識する能力に差があり，いわゆる誤差（エラー）が生じることが挙げられる．たとえば，物を取ろうとして手を伸ばしたが，実際は手が届かずにバランスを崩し転倒してしまった，などである．訓練場面において，患者に十分な説明を行い安全を担保したうえ（十分な介助下）でわざとしゃがみ込んでもらい，ここまで行くと転倒するといった経験をさせることがある．わざと不安定な状態を作り，エラーを体験学習してもらうのである．経験を通して適切な動作方法を学習する一つの過程である．
　一方，歩行はダイナミックな動きであるために，わざと手や殿部をつくまでの経験を行わせる行為は，外傷のリスクの点から難しい．歩行においては，懸垂装置を懸架モードで使用しての歩行など，より安全にエラーを経験できる状態で行えるような設定の工夫が必要である（図12）．

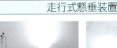
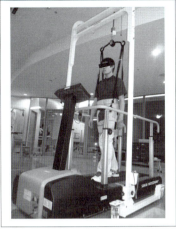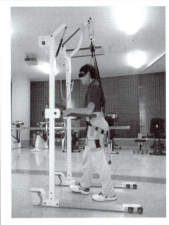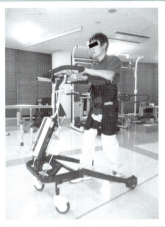

図12　エラーを積極的に使える環境にする工夫
　歩行中の介助は，エラーを利用して学習するという機会を奪っている可能性がある．懸垂装置を懸架モードで使用下の歩行など，エラーを利用しやすくする環境設定を構築する工夫が必要である．

活動を最大に，リスクを最小にする―その他の工夫

1）福祉用具の選定

　安静度を検討するうえで，患者の能力に応じた福祉用具，補装具が選択されているかということは重要である．適した福祉用具が選択されなければかえって転倒のリスクが増すばかりか，安静度が上げられず活動性が制限されてしまう．

　活動を最大に，リスクを最小に抑えるためには，患者の能力に応じた福祉用具が選択される必要があり，また適切な時期に提供できなくてはならない．当院においては福祉用具業者と連携をとり，患者の能力に応じた福祉用具を的確に提供できるシステムを構築している[1]．入院時に必要となる車椅子などの福祉用具については，前医からの情報より身長・体重・身体機能・能力といった情報を把握し，身体に適した福祉用具を事前に準備するようにしている．また，能力の向上に合わせ，必要になった福祉用具を業者へ相談し，その都度提供している．このようなシステムの工夫などにより，常に身体にあった福祉用具を使用することができ，患者の活動性をより向上できると同時に安全対策につながると考えられる．

2）家族参加

　回復期リハでは，活動を最大にするため療法士の介入のほか，看護師などによる介入も積極的に行われる．その結果，患者が自主トレーニングできるレベルまで到達すれば，おのずと活動量は確保されるが，そこに行きつくには相当な時間を要するのが現状である．しかしながら，一人の患者につきっきりで対応するわけにもいかない．そのなかで，家族のリハへの参加を推奨し，積極的に家族指導をすすめることも方策のひとつと考えられる．当院の入院時医師の診察においても，この件について家族へ説明しており，また家族がリハに参加しやすいように1週間分の訓練スケジュールも事前に伝えている．このことで，スケジュールが合わせやすく，計画的に家族指導ができている．理学療法士・作業療法士は，直接的に介助指導を行うことや介助方法の資料を作成することで介助技術の向上に努め，家族介入によるさらなる活動量

の確保へと好循環を生むきっかけとなっている．当院の安静度指示簿（II-3，47頁参照）のなかには，移乗や歩行などについて家族介助の可否について明記されている欄もあり，情報共有にもつながっている．

リハビリテーション中の転倒

　理学療法士は積極的なリハを提供する使命があるが，同時にさまざまなリスク管理が必要となる．ハインリッヒの法則[2]によれば，1件の重大な事故の裏には，同種の事故原因による29件の軽微な事故があり，さらには300件のヒヤリ・ハットがあるとされている．そのため，軽微な事故であっても情報を共有し，再発防止に努めることが重要である．

　リハ中の転倒は，当院のデータによれば歩行が最も多く，階段，立ち上がり，着座など含めた立位関連動作が約75％であり，これらの動作を多く行う理学療法場面でのリスクは高いと考えられる（I-2，20頁参照）．インシデントを繰り返さないために，次に述べるKYT[3]（Kiken Yochi Training）シートの作成や新人教育の方法など，さまざまな工夫をそれぞれの施設の状況に合わせて行うことが求められる．

1）KYTシート

　インシデント発生後に通常行う報告書作成のメリットは，症例ごとの適切な対策をチーム内で共有できる点である．一方で，他の症例では応用がききにくいことや，他のスタッフに共有されにくいデメリットもある．療法士がかかわったインシデントについて，振り返りを行う仕組みが必要である．例えば同じ状況をシミュレートした写真をとり，理学療法科内の勉強会としてKYTを行う．そこで出た意見を最終的にA4一枚のKYTシートとしてまとめ（図13），いつでも誰でも閲覧できるように"見える"化する．このようにデータベース化することで，新人教育などでの利用も可能である．

2）入職時の教育

　入職時に行う新人教育は，本人にとっても組織にとっても非常に大切である．リスク管理のうえでも新人は経験が浅いことからリスクを冒しやすい．この現状に対し，現場での直接的な教育（On-the-Job Training）が効果的であることが知られているが，現場教育のみに頼ると，指導者による指導内容の違いが懸念される．当院の理学療法科では，共通したリスク管理の視点をもつためにポケットサイズの臨床実践ノートを作成し，新人教育を行うプログラムを実施している．その一部を図14に示す．このノートの内容は過去のインシデントを参考に，気を付けるポイントを項目ごとにリスト化したものである．使用目的は，転倒などのリスク管理が最低限できるように習得することと，教育内容の統一と指導の漏れをなくすことである．新人は常にこのノートを携帯し，臨床見学に入る際に先輩に見せ，確認できていない項目に沿って教育を受ける．先輩は，なぜこのような項目があるのか，気を付けるべき点を説明し，見学・模倣の過程を経て実践できるように指導する．この過程を入職後3カ月以内にすべての項目が確認できるように進めている．ノート運用のイメージを図15に示す．また，このノートは，発生したインシデントをもとに作成しているため，新人および経験者，両者にとってインシデントの振り返りにつながり，再発予防につながっていると考える．

3）訓練時の段階付けや介助方法の指針

　いくつかの基本的な訓練の介助方法等については，組織で統一した指針を作成しておくのも

KYTシート　座位

【患者情報】
左下肢 SIAS-motor0-0-0
座位能力　FIM5（動的座位バランス能力低下）
左半側空間無視（＋）注意障害（＋）

【状況】
患者をベッドへ座らせた状態で，必要物品を取りに行った．

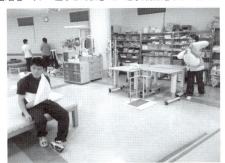

【リスク】
・患者が突然動き，座位バランスが崩れ，転落のリスクがある．
・重度麻痺であるが，麻痺側下肢が十分設置されておらず，麻痺側へ転落するリスクがある．

【対策】
・必要物品を取りにいく際には，患者の安全な姿勢（臥位，車椅子上座位）を確保してから行う．
・移乗する前に必要物品を揃えておく．
・ベルト対応の患者から離れる場合は，近くのスタッフに一声かける．
　しかし，上記の状況であれば，転落した際に近くのスタッフも対応しきれない場合があるため，安全な姿勢を優先してとらせる必要がある．

> 転落の危険性が高い患者さんから離れる場合は
> 安全な姿勢を確保してから離れましょう

KYTシート　重心動揺計

【患者情報】
下肢 SIAS-motor　2-3-0
歩行能力　FIM5（T-cane+SHB）
Sensory: 脱失，注意障害（＋）

【状況】
セラピストが患者の足の位置を変えている．

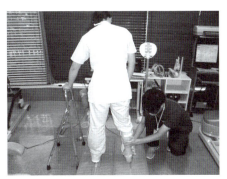

【リスク】
・セラピストが足を動かした際に前後方向にバランスを崩す．
・介助位置が悪く，バランスを崩した際に対応が遅れる．

【対策】
・後方より体幹をしっかりと介助し，下肢を動かす．
・補助具を安定性の良い物に変える．
・1人介助が危険な場合は2人介助とする．

> 患者さんの全体像を把握できるよう後方より介助し
> なおリスクが高い場合は2人介助としましょう

図13　KYTシート

インシデント発生後に振り返りを行い，そこからKYTシートを作成し，スタッフ内で共有する．

確認事項					
大項目		小項目	見学	模倣	実践
歩行	1	手のそえる位置			
	2	立ち上がり後の後方へのまわり方			
	3	介助の位置			
	4	杖を出し忘れていないか			
	5	麻痺側下肢の初期接地の確認			
	6	麻痺側が膝折れしていないか			
	7	体重移動の方法			
	8	麻痺側を出し忘れていないか			
	9	座るときの方向転換			
	10	LLB着用者の動作介助			

確認事項					
大項目		小項目	見学	模倣	実践
移乗	1	車椅子のブレーキ			
	2	足部の位置			
	3	座面の高さ			
	4	手のそえる位置			
	5	介助の位置			
	6	方向転換			

図14　当院で用いている臨床実践ノートの一部

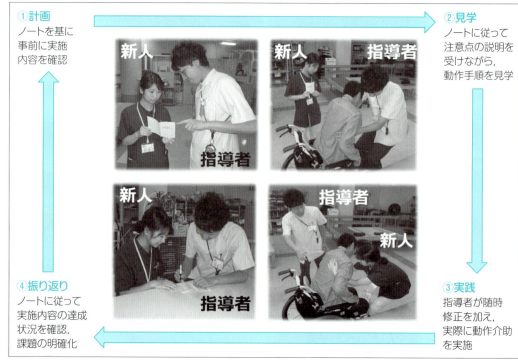

図15 臨床実践ノートの運用イメージ

【見守り歩行への移行指針】
①歩行能力・TUG が FIM 4 以上（最小介助：触れている程度）
②指示理解が得られる（高次脳機能障害の評価）
③療法士自身が，転倒予測をし，介助できている
④歩容にばらつきが少なく，再現性がある
⑤介助は触れている程度で，病棟一周遂行可能な者（バランスを整えるための誘導介助が一切ない）
⑥新人であれば，リハ部新人教育プログラムをクリアしている

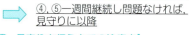 ④，⑤一週間継続し問題なければ，
見守りに以降

【実際，見守りを行う上での注意点】
Ⅰ．適切な歩行補助具を選択できていること
Ⅱ．転倒予測をし，とっさの対応ができる位置で見守りを行う

図16 当院で用いている介助歩行から見守り歩行へ移行する指針

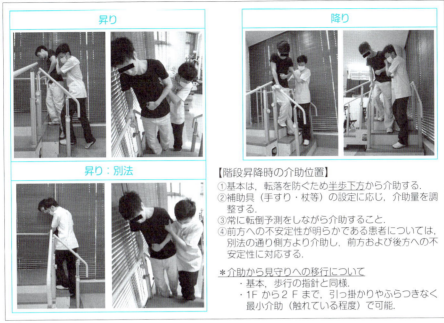

図17 当院で用いている階段昇降時の介助方法の指針

良い．当院でも，リハ中の転倒事故として，歩行中および歩行関連動作時の転倒が多いことから，いくつかの指針を作成している．訓練時における介助歩行から見守り歩行へ移行する指針（図16），訓練時の階段昇降介助方法の指針（図17）などについて作成・運用している．組織として統一した指針を用いて転倒予防に取り組むことで，個人への心理的負担の軽減，均質な訓練の提供というメリットに加えて，評価と改善を繰り返すことで，よりいっそう活動を最大にリスクを最小にしていくことができると考えている．

（井上靖悟）

Column

訓練におけるエラー，どこまでが許されるか

　動作を学習するうえで，エラーはつきものである．子どもが歩けるようになるためには，何度も転んでは立ち上がり，いつの間にか効率的な歩行を獲得する．さまざまなスポーツでも，同じことが言える．たとえばバスケットボールを考える．同じ場所からシュートをしてリングに届かなければ，次はもう少し強くしてみようと考える．そこには，「リングに届かなかった」というエラー（結果）のフィードバックがあるため，修正が可能となる．これは，エラー学習といえる．

　一方，医療現場においてエラーは重大な事故につながり，ときには命にかかわる問題に発展することもある．そのため，エラーはあってはならないものである．しかしながら，リハの基本は運動学習であり，エラーをもとに動作を獲得するものである．

　ここで一つ矛盾が生じる．医療現場においてエラーはあってはならないが，リハを実施するうえで，エラーは運動学習に必須な因子である．では，リハを行ううえでのエラーは，どの範囲であれば許されるのだろうか．

　転倒は，許されないエラーである．しかし，Ⅲ章3項（78頁）で述べたように，患者に十分な説明を行い安全を担保したうえで（十分な介助下で）わざと行ったエラーは，予測された行為であり，エラーの許容範囲と考える．このエラーが患者にとって気づき（フィードバック）となり，運動学習につながる可能性がある．

　一方，エラーレス学習というものもある．これは，エラーを起こさないように学習を進めていく方法である．そもそもエラーに気づくことができなければ，うまく学習につながっていかない．たとえば，重度の認知症患者などでは，エラーをエラーとして認識することが困難となるため，学習につながらないことがある．その場合，適度な介助のもと，エラーを起こさずに同じ運動を繰り返し，運動の最適化を促していくことで，動作の習得につなげていく．エラー学習，エラーレス学習の特徴を理解し，エラーの与え方，許容範囲を試行錯誤しながらリハを展開する必要がある．

（井上靖悟）

作業療法士の役割

回復期リハ病棟における作業療法士の役割

　回復期のリハに求められることは，生活の再構築を支援し，退院に導くことである．この時期の作業療法の役割の一つは，患者の生活の再構築に必要な日常生活の活動度を早期に向上させることにある．転倒・転落などのリスクは，活動度の向上と背中合わせにある．また，いったん発生してしまうと向上の大きな妨げとなる．一方で，必要以上に転倒を意識するといたずらに患者自身も恐怖を感じてしまい，以降，慎重に行動しすぎる事例をよく目にするため注意が必要である．あくまで回復期リハの目的は，活動性豊かな生活の援助であることを忘れてはいけない．作業療法士は，生活のあらゆる活動について，その改善を安全に図るために専門的立場から支援を行う．

動作能力と安全性の評価

1）安全評価が必要な動作は何か

　リハ病棟入院中の生活動作のなかで"安全性"が求められる動作は，寝返り，起き上がり，ベッド端座位，移乗，車椅子駆動，歩行，階段昇降，椅子の立ち座り，更衣，靴・装具の着脱，トイレ，入浴，立位での整容，床頭台に手を伸ばして物を取る，ベッドに手を伸ばして布団を整える，床に手を伸ばして物を拾う，カーテンの開閉，扉の開閉，荷物の運搬など多岐にわたる．姿勢や行う動作の種類，そして病室内，洗面所・トイレ，病棟など生活空間の広がりにより，安全性の評価対象は変わってくる（表4）．それらすべての動作について，同じ重み付けで安全評価を行うことは時間的制約から困難である．実際には，その動作のリスクの程度，そして動作の頻度，すなわち転倒する危険を生じる機会がどの程度多いか，という観点から重点的に評価介入すべき動作を決定する（図18）．図18からわかるように，具体的には，移乗動作とトイレ動作が重点をおくべき動作となる．これらの動作において転倒・転落のリスクが少なくなり，自立すると，活動性は大きく向上する．すなわちこれらの動作が自立することは，リハの回復段階の"峠"としても重要である（I-1，7頁参照）．

2）一連の流れとしての生活動作を評価する

　動作や活動の安全性評価を行う際には，どこで動作を区切るのか，ということがとても重要となる．実際の病棟での生活を考えると，それぞれの活動は，教科書的な「移乗」「トイレ動作」といった個別動作ではなく，周辺動作があって一連の"ひとかたまりの生活動作"として存在していることに気がつく（図19）．移乗動作と一口にいっても，布団をはぎ，ベッドから起き上がり，端座位をとり，靴をはき，車椅子の位置を調整し，実際に移乗する（介助が必要であれば，ナースコールで呼ぶなどの動作も含まれる）．そのすべての動作を一連の動作としてとらえることが，一つの活動の安全を評価するうえでは必要となる．当院では，移乗，トイレ動作について，自立を判定する目安として図20および図21に示すような評価表を用いている（II-3，44頁参照）．作業療法士が日中に3〜7日間の観察により評価し，構成動作ご

表4 各生活空間における転倒・転落のリスクのある姿勢・動作

		生活空間				
		ベッド	病室内	洗面所・トイレ	浴室	病棟
姿勢・動作	臥位	寝返り 起き上がり			ストレッチャー浴	
	座位	端座位保持 上衣更衣 下衣更衣 靴着脱 床へのリーチ 棚へのリーチ	(車椅子座位) 座位保持 上衣更衣 下衣更衣 整容 靴着脱 フットレストへのリーチ 床へのリーチ 棚へのリーチ 扉・カーテンの開閉	手洗い 便座上座位 後始末 パネル操作	洗体動作 身体を拭く 更衣	棟内にある椅子やソファーでの座位保持
	車椅子駆動		狭所での方向転換 発進・停止 方向転換 障害物回避	狭所での方向転換 発進・停止 方向転換 障害物回避		狭所での方向転換 発進・停止 方向転換 障害物回避 長距離移動
	移乗	車椅子移乗 ポータブルトイレ移乗	ベッド移乗	トイレ移乗	浴槽移乗	椅子やソファーへの移乗
	立位		扉・カーテンの開閉 棚へのリーチ 床へのリーチ	手洗い 下衣上げ下げ	洗体動作 更衣	扉・カーテンの開閉 棚へのリーチ 床へのリーチ
	歩行		狭所での方向転換 発進・停止 方向転換 障害物回避	狭所での方向転換 発進・停止 方向転換 障害物回避 物の移動・運搬	狭所での方向転換 発進・停止 方向転換 障害物回避	狭所での方向転換 発進・停止 方向転換 障害物回避 長距離移動 物の移動・運搬

とに「A：安全にできる」，「B：声かけ・見守り」，「C：介助」，「N：必要ない」に判定する．この評価法に示すように，周辺動作を含む一連の動作を細かく評価することにより，実際どの部分に監視や介助が必要なのかが明らかにできる．また，アプローチの進め方の一助とすることも可能である．筆者らの調査によれば，回復期リハ病棟入院時の脳卒中片麻痺患者の移乗動作においては，立ち上がって移乗する移乗動作そのものよりも，「L字バー操作」「移乗準備（ブレーキ，フットレストなどの状態を確認する）」，「ベッドアプローチ」「靴はき」「布団掛け」のような周辺動作のほうが難易度が高い[4]．一方，車椅子移動の脳卒中片麻痺患者のトイレ動作においては，「下衣上げ」「下衣下げ」「方向転換」「扉の開閉」といった立位での動作と狭所動作において難易度が高い[5]．難易度の高い項目からアプローチを行うことで，早期の安全な動作の獲得ができると考えられる．

3）動作が困難となっている原因を明らかにする

一連の動作を評価した後は，動作ができない，もしくは安全にできない原因を明らかにする．たとえば，靴はきが困難となっている原因は，患者の機能や能力なのか（認知機能，関節

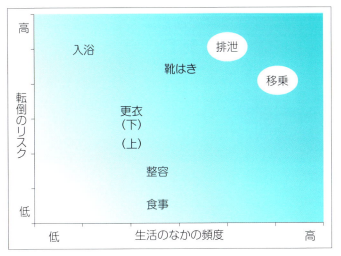

図 18　生活動作と転倒のリスク
　生活動作のなかで，転倒のリスクから安全への配慮が必要な動作というものを考える場合には，動作自体のリスクの高さに加えて，実際に行う頻度も考慮してアプローチをする．病棟の生活では，移乗動作やトイレ動作において，転倒リスクが高く，頻度も多い．

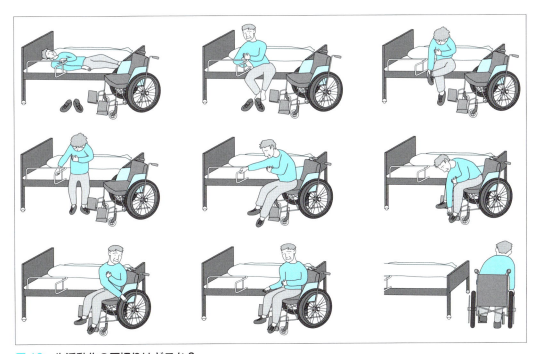

図 19　生活動作の区切りはどこか？
　生活動作へのアプローチを考える時にどこまでをひとくくりにして考えるかが重要である．例えば，ベッドから車椅子へ移乗するということを考えた際には，図のように，靴はきや車椅子のブレーキ操作など周辺動作も含めた一連の動作と考えるほうが妥当である．

可動域，筋力，知覚，上肢機能，座位保持能力，視覚など），方法なのか（動作手順，自助具使用），環境なのか（靴の形状，ベッドの高さ，ベッドマットの硬さ，動作スペース，照明など）といったさまざまな視点から原因を明らかにし，さらに改善の可能性があるのかを検討する（表5）．また，これらは日中のみならず夜間も，1度のみならず複数回の動作の観察によ

移乗（日中）　　3 階　　氏名 湾岸 海子　様　　評価者 OT ○○ ○○

評価期間：　平成 27 年 12 月 1 日～ 12 月 3 日　時間帯 10 時台

環境設定：　☐配慮なし　☑手すり　☐トランスファーボード

☑その他（靴は非麻痺側へ置く．皮膚が傷つきやすいのでベッド上で靴着脱．）

コメント　移乗 FIM4 点
起居や車椅子準備などの周辺動作に粗雑さや確認不足を認めます．しかし，ご家族介助下であれば安全な移乗が可能です．Ns へ病棟評価を依頼し，家族介助へ安静度向上を図りたいと考えています．

Dr. 確認印　（印）

機能推定
☐介助・監視
☑家族介助
☐自立

		動作項目 A：安全にできる　B：声かけ・見守り　C：介助　N：必要ない	最大評価	最小評価	観察事項
ベッドから車椅子 動作方法： ☑麻痺側乗り ☐非麻痺側乗り		ナースコールを押す	Ⓐ B C N	Ⓐ B C N	
	ベッド上動作	布団をはぐ	Ⓐ B C N	Ⓐ B C N	
		L 字バーを操作する	Ⓐ B C N	A Ⓑ C N	ロックの確認を忘れてしまう．
		寝返る　☑手すり	Ⓐ B C N	A Ⓑ C N	麻痺手を忘れて寝返る．
		起き上がる　☐手すり	Ⓐ B C N	A Ⓑ C N	車椅子への麻痺足引っかかりの配慮が不足．
		ベッド端座位を保持する　☐手すり　☐アームレスト	Ⓐ B C N	A Ⓑ C N	突発的な動きをしてバランスを崩すことがある．
	靴はき	靴をはく・下肢装具装着　☑ベッド上　☐車椅子上	A Ⓑ C N	A B Ⓒ N	床にある靴に配慮なくリーチし，姿勢を崩す．
	移乗準備	移乗するための準備（車椅子の位置，ブレーキ・フットレストの状態の確認などを含む）を適切に行う	A Ⓑ C N	A B Ⓒ N	車椅子の状態を確認せずに移乗してしまう． 車椅子とベッドの間が大きく空いていると， 車椅子の状態確認や修正に介助を必要とする．
	移乗	ベッドから立ち上がる　☑手すり　☐アームレスト	Ⓐ B C N	A Ⓑ C N	麻痺足の確認不十分．ベッド高の設定は自立．
		方向転換する　☑手すり　☐アームレスト	Ⓐ B C N	Ⓐ B C N	
		車椅子に座る　☑手すり　☐アームレスト	Ⓐ B C N	Ⓐ B C N	
	駆動準備	フットレストに下肢をのせる　☐手すり　☐アームレスト	A Ⓑ C N	A B Ⓒ N	ブレーキを先に外してしまい，車椅子が動く．
		ブレーキを外す	Ⓐ B C N	A Ⓑ C N	麻痺足乗せよりもブレーキを先に外してしまう．
	移動	車椅子を駆動する	Ⓐ B C N	Ⓐ B C N	
車椅子からベッド 動作方法： ☑非麻痺側降り ☐麻痺側降り		ナースコールを押す	Ⓐ B C N	Ⓐ B C N	
	移乗準備	車椅子をベッドに適切にアプローチする	Ⓐ B C N	A Ⓑ C N	車椅子とベッドとの間が大きく空くことがある．
		車椅子のブレーキをかける	A Ⓑ C N	A Ⓑ C N	ブレーキを忘れて起立してしまうことがある．
		フットレストから下肢を下ろす　☐手すり　☐アームレスト	A Ⓑ C N	A Ⓑ C N	麻痺足を下ろさずに起立してしまうことがある．
	移乗	車椅子から立ち上がる　☑手すり　☐アームレスト	A Ⓑ C N	A B Ⓒ N	麻痺足の確認が不十分．離殿に介助が必要．
		方向転換する　☑手すり　☐アームレスト	Ⓐ B C N	Ⓐ B C N	
		ベッドに座る　☑手すり　☐アームレスト	Ⓐ B C N	Ⓐ B C N	
		ベッド端座位を保持する　☐手すり　☐アームレスト	Ⓐ B C N	A Ⓑ C N	突発的な動きをしてバランスを崩すことがある．
	靴脱ぎ	靴と装具を脱ぐ　☑ベッド上　☐車椅子上	A Ⓑ C N	A Ⓑ C N	脱いだ靴は，足で近づけると手に取りやすい．
	ベッド上動作	ベッドに寝る　☐手すり	Ⓐ B C N	Ⓐ B C N	
		布団をかける	Ⓐ B C N	Ⓐ B C N	

図 20　移乗動作評価表（記入例）

ベッドで布団をかけて寝ている状態から車椅子に移乗し，車椅子でベッドに戻り布団をかけて寝るまでのベッド周辺動作が含まれる．

④作業療法士の役割

排泄（日中）	3階 氏名 湾岸 海子 様 評価者 OT ○○○○			Dr. 確認印	機能推定
評価期間：	平成 27年 12月 1日～12月 3日 時間帯 10時台			(印)	□介助・監視
使用トイレ：	☑病室トイレ □ポータブルトイレ □病棟トイレ				☑家族介助
	☑その他（自宅トイレ移乗も180°方向転換になります．家族介助訓練実施済み．）				□自立

	動作項目	A：安全にできる B：声かけ・見守り C：介助 N：必要ない	最大評価	最小評価	観察事項
車椅子から便座	便座までのアプローチ	トイレのドアを開閉する □手すり	ⒶBCN	ⒶBCN	
		便座に適切にアプローチする □手すり	ⒶBCN	ⒶBCN	近づき過ぎ，方向転換がしにくくなることも．
	トイレ移乗	車椅子のブレーキをかける □手すり	ⒶBCN	ⒶBCN	ブレーキを忘れて起立してしまうことがある．
動作方法：		ナースコールを押す □手すり	ⒶBCN	ⒶBCN	
☑非麻痺側降り		フットレストから下肢を下ろす □アームレスト	ⒶBCN	ⒶBCN	麻痺足を下ろさずに起立してしまうことがある．
□麻痺側降り		車椅子から立ち上がる ☑アームレスト	AⒷCN	ⒶBCN	麻痺の確認が不十分．離殿に介助が必要．
		方向転換する □アームレスト	AⒷCN	ⒶBCN	麻痺側ステップ不十分で手すりを持ち替える．
	トイレ動作（下衣操作）	立位を保持する □手すり	AⒷCN	ⒶBCN	
		下衣を下げる □手すり	ⒶBCN	ⒶBCN	
便座上座位		便座に座る ☑手すり	AⒷCN	ⒶBCN	勢いよく着座してしまうことがある．
		便座上で座位を保持する □手すり	ⒶBCN	ⒶBCN	便座上での座り直しは自立．
	トイレ動作（後始末）	（おむつパット，生理用品を処理する）☑ウォシュレット	AⒷCN	ⒶBCN	便座横のダストボックスに捨てることが可能．
		後始末ができる □手すり	AⒷCN	ⒶBCN	
	排尿管理	水洗ボタンを押す □手すり	AⒷCN	ⒶBCN	
	排便管理	ナースコールを押す □手すり	AⒷCN	ⒶBCN	
便座から車椅子	トイレ移乗	便座から立ち上がる □アームレスト	AⒷCN	ⒶBCN	麻痺側後方の確認が不十分．離殿に介助が必要．
	トイレ動作（下衣操作）	立位を保持する □アームレスト	AⒷCN	ⒶBCN	
		下衣を上げ，衣服を整える □アームレスト	AⒷCN	ⒶBCN	ステップ不十分でアームレストへ移ることがある．
動作方法：		方向転換する ☑アームレスト	AⒷCN	ⒶBCN	車椅子前面の車椅子位置の確認が不十分．
□麻痺側乗り	トイレ移乗	車椅子に座る ☑アームレスト	AⒷCN	ⒶBCN	
☑非麻痺側乗り		フットレストへ下肢をのせる □手すり	AⒷCN	ⒶBCN	ブレーキを先に外してしまい，車椅子が動く．
		車椅子のブレーキを外す □手すり	ⒶBCN	ⒶBCN	麻痺足乗せもプレートに外してしまう．
		トイレのドアを開閉する □手すり	ⒶBCN	ⒶBCN	
		トイレから出る	ⒶBCN	ⒶBCN	

コメント：トイレ移乗は，方向転換時にバランスを崩すことがありますが，ご家族の介助下であれば安全に行えます．トイレは，低反発素材の下衣では，引き上げ介助を必要とします．精神評価を依頼し，家族介助の安静度向上を図りたいです．

尿意	☑確実 □不確実 □わからない	□オムツ使用	□バルーン	□導尿
便意	☑確実 □不確実 □わからない	□オムツ使用	□摘便	☑薬物

図21 トイレ動作評価表（記入例）
トイレへの入室から退出までの一連の動作を評価する．

表5 困難となっている動作の原因を明らかにして介入を行う

	評価	介入
人	価値観・興味 運動麻痺（片麻痺・四肢麻痺） 関節拘縮 筋緊張異常（弛緩・亢進） 感覚障害・異常知覚・痛み 視力・聴力 浮腫・腫脹 協調運動障害 高次脳機能障害 知的機能 排尿・排便障害	関節可動域訓練 筋力増強 知覚再教育 上肢機能訓練 認知機能訓練 座位・立位訓練 装具の適合
作業	ADL（食事・整容・更衣・排泄・入浴・起居・移乗・移動） IADL（掃除・洗たく・調理・買物・外出）	装具・自助具の適合 ポジショニング シーティング ADL訓練（動作方法の工夫・動作手順の定着） IADL訓練 外出訓練
環境	病室空間 ベッドの配置位置 ベッドマットの固さ ベッドの高さ ベッド周辺の物の配置 家族の理解・介護能力 病院職員	環境調整 福祉用具の適合 家族指導

り検討する必要がある．その際には，障害特性も考慮する．たとえば，脳血管障害による片麻痺では認知機能障害も呈し，内容も病巣によって異なる．脊髄損傷では，損傷高位による残存機能や動作方法が違う．パーキンソン病やレビー小体型認知症では日内変動がある．これらを考慮した対応を練る必要がある．

アプローチ

1）動作能力の向上を図る

　まずは，学習による動作の獲得を図る．移乗や排泄などの一連の動作のうち，困難となっている部分を集中的に練習したり，難易度の高い部分を意識的に早期から練習することは，動作全体の自立を早めるのに有効である．一方で，部分練習のみならず，いくつもの動作を組み合わせた一連の動作としても習熟しなければ，生活のなかで実用的な動作能力は獲得できない．
　もし動作手順が覚えられないのであれば，手順を記載した資料を作成し参照できるようにする．また，移乗動作であればベッドの高さや介助バーの角度，車椅子のアプローチ位置を変えたり，トイレ動作であれば病室内トイレとは配置や手すりの位置が違う他のトイレで練習するなど，多様な環境下で練習を行うことも，動作の安定性の向上や動作能力の幅をもたせるためには重要である．また，動作が困難となっている原因が関節拘縮や筋力低下など特定の機能障害であり，改善の可能性があるならば，それらへのアプローチもあわせて行う．

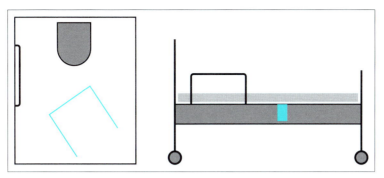

図22　環境設定のマーキング
　　a．トイレの床に車椅子のアプローチ位置をマーキングする．
　　b．ベッドのフレームに車椅子のアプローチ位置をマーキングすることで容易に視界にはいる．床にだけマーキングした場合は，ベッドを移動した際に合わなくなってしまうので注意が必要である．

2）動作方法の変更や代償手段の活用

　立位でズボンを上げることができない場合，立位安定性を補う方法として，壁や手すりなどに頭部や非麻痺側の肩を寄りかからせる，ベッドに移乗してから臥位でズボンを上げるなどいくつか難易度を下げる方法がある．整容動作も，立位で行うことが転倒リスクが高ければ座位で行い，安全に配慮する．自助具や装具などを含む代償手段については積極的に活用を検討する．たとえば，更衣や靴はきにおいてもリーチャーや靴べらなどの自助具の使用によって，リーチの許容範囲が限られていても動作が可能となることがある．また，訓練場面では，患者の能力を引き出すために難易度が高い方法で施行することがあっても，実際の生活場面の動作方法は安全確実に行えることを優先し，最大能力よりやや低い難易度の方法を選ぶことも考慮する．

3）動作環境を整える

　動作能力は，環境に左右される．たとえば，片麻痺患者の起き上がりや移乗動作では，ベッドマットの硬さ，ベッドの高さ，柵の位置，車椅子での動線も考慮にいれた病室内のベッドの位置などが大きく影響する．移乗動作の場合などで，ベッドの高さやアプローチ位置が限定されるのであれば，その動作環境に必ずセッティングできるようにマーキングする（図22）などの配慮が重要である．その他にも介助者の違い，使用装具の違いなど広い意味での条件設定の違いが動作能力に影響することを十分に考慮しなくてはならない．

4）日内変動に対応できるように動作の方法を変える

　昼と夜で動作能力が違う場合には，別々に動作方法を明確にしておく必要がある．夜間のトイレ動作で転倒リスクが高くなる場合，夜間のみ監視で行う，ベッドサイドでポータブルを使用する，尿器を使用するなどの対応が必要である．安静度の設定も夜間は配慮が必要でも日中の動作は十分に自立可能ならば，まずは日中だけでも自立とし，積極的に活動度を上げるべきであり，夜間と日中は分けて設定する必要がある．

5）リスクの高い行動を事前に検出する

　動作能力が低く転倒リスクが高いにも関わらず，認知機能低下や高次脳機能障害により，危険行動をとってしまったり，介助を求めることができない場合がある．そのような場合には，

転倒リスクの高い動作を開始する前に，介助者による介助・見守りを行う必要がある．そのためには，赤外線センサーやセンサーマットの使用により，動作開始前に介助者がかけつけられるような配慮が必要となる．それでも困難な場合は，やむをえず活動を抑制するような転倒対策も考慮する（II-2，37頁参照）．

6）安静度を考える体制と情報共有

　安静度に関する基準は，病院全体で共通した認識に基づき，すべての部門や病棟に共通のシステムをもって運用する必要がある（当院のシステムの詳細については，II章参照）．患者ごとに決定された安静度は，患者を担当するチームにとどまらず，その患者にかかわるすべてのスタッフが共有すべきである．たとえば，患者がベッドから車椅子に移乗しようとしている場面に遭遇した際に，この患者は自立しているのか，監視・介助が必要なのかが瞬時にわかり，対応できる必要がある．また，その患者にあった動作方法についても共有する必要がある．たとえば，トイレ移乗時のアプローチ角度や手すりの使い方，方向転換の方向，ズボンの上げ下ろしなど，どんな方法で，どこで介助すべきなのか情報を共有しておく必要がある．特に看護師や介護士は多くの入院患者に対応する必要があり，詳細をすべて記憶しておくことは困難であろう．当院では，ある特定の方法でしか安全にできない場合や，特定の動作手順の学習を目指している患者など，介助方法に統一の必要性のある患者に対して，動作方法を記載した資料を患者の車椅子のポケットに収納し，適宜閲覧できるようにしている．また介助方法の資料がある患者は車椅子のハンドルに，その旨がわかるような工夫をして動作方法・介助方法の統一を図っている（図23）．

　また，安静度は患者自身や家族にもできるだけ具体的に理解を得るべきである．たとえば，家族介助での歩行を許可する場合，装具装着方法や杖の使用方法についても十分に理解しておいてもらわなければならない．また，歩行に関連する一連の動作として，可能な歩行距離や方向転換，立ち上がり，着座の介助方法についても理解してもらう必要がある．さらには，なぜそのような動作方法や介助が必要なのか，理由についても説明し，理解を得る必要がある．

7）患者の性格，特徴をつかむ

　もともとせっかちな性格の患者や，手際よく行動したいタイプの患者には注意を促す必要があるかもしれない．バスに乗る際に，病前のように歩道からバスのステップに直接またいで乗り込もうとして，転倒しそうになった事例があった．また，歩行しながら財布からお金を出そうとして麻痺側下肢への注意がそれ，つまづいた事例もあった．ある程度，患者が行いそうな転倒リスクのある動作を想定して，訓練のなかでシミュレーションを行い，動作の可否について患者とともに検討しておくべきである．

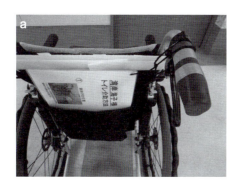

b 　　　　湾岸 海子 様
　　　　　トイレ介助方法

問い合わせ先
担当OT：○○ ○○
作成日：H27.11.30

注意事項
・移乗の方向転換時，ステップ不十分なまま麻痺サイドの手すりにリーチし，バランスを崩すことがあります．
・ご自宅トイレの環境設定となっております．動作方法は次項以降をご参照ください．

① 車椅子の位置

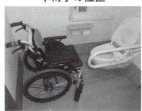

トイレ正面へ車椅子を位置させます．
車椅子自操は可能です．

② 車椅子座位

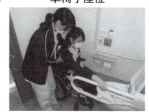

手すりを持って起立します（中等度介助）．
介助者は，離殿時に側方から両脇を支えます．

③ 移乗

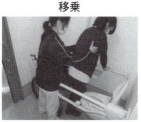

方向転換は，ステップしてから手すりを持ち替えます．
介助者は，麻痺側腋窩または両腋窩を軽く支えます．

④ 便座に座る

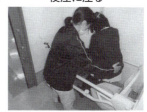

着座は，麻痺側腋窩と腰を軽く支える介助をします．
トイレ座位保持，清拭，周辺機器操作は自立です．

⑤ 下衣操作

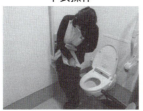

下衣操作は軽介助．手すりなし立位保持は見守り．
麻痺側後方の引き上げが不十分で介助を要します．

⑥ 下衣操作
・基本的に軽介助～見守りで実施．
・切迫している場合は介助でOK．
・立位は，手すり使用しなくても見守りで可能．
・下衣操作時の転倒にご注意ください．
・実際のトイレ場面での下衣操作時間をフィードバックしてさしあげてください．
（実用性向上に対する目標設定につなげる）

図23　動作（介助）方法を共有するためのツール
　a．動作（介助）手順を車椅子のバックポケットにいれ，そのことがわかるように，安静度のためのカラーリング（Ⅱ-3，47頁参照）のためのテープを通常は1本のところを2本つける．
　b．手順書のサンプル．

> **風船バレーおよびその類似課題を
> リハ訓練として行う場合の指針**
>
> ① 座位が不安定な患者については，側近に介助者を配置するか車椅子等に安全ベルト固定する．
> ② 座位が安定している場合においても，肘掛椅子など両サイドに支持のあるものを使用し，療法士と患者の間には緊急時の妨げとなるものを置かない．
> ③ 立位で行う場合は，原則歩行自立の患者のみを対象とし，側近に介助者を配置する．

図 24 風船バレーについての指針

リハビリテーション中の転倒

　訓練中に起きた転倒の責任は療法士にあることを十分に理解しておくべきである．患者の能力向上を図るためには，限界に挑戦する訓練も必要であるが，それをいかに安全に実施するかを十分にイメージし，訓練環境整備，患者への説明，他の訓練メニューとの組み合せなど，綿密に計画する必要がある．

　回復期リハ病棟には，経験の浅い療法士が多いのが現状であり，転倒に関する教育やヒヤリハットの疑似体験によって経験不足を補わなければならない．また，重大なアクシデントにつながる危険性が高い訓練課題については，実施方法の制限を示す訓練実施指針を設けることも必要である．当院では，転倒事例が多く高難易度である風船バレーおよびその類似課題を訓練に用いる場合の指針を作成している（図 24）．なお，介助歩行から見守り歩行にする際の指針や階段の介助方法については，理学療法士と共通の指針を使用している（Ⅲ-3, 80 頁参照）．また，公共交通機関の利用訓練などについては総合的な判断を医師に仰ぎ，療法士の独善的な判断とならないようにすべきである．

　訓練室での転倒予防対策としては，転倒防止に配慮したリハ機器の選定，動線に配慮した訓練室内のスペースと機器の配置が重要である．また，訓練中に起きた転倒のインシデント・アクシデントについては，スタッフ間で必ず情報共有すべきである．その際，インシデントやアクシデントが発生した状況，それが起こった原因の分析，インシデント発生予防のための対策にまで踏み込んで共有する必要がある．そのうえで，日ごろから転倒リスクの高い患者に関してコミュニケーションをとりやすいようなスタッフ間の体制作りが必要である．担当以外の患者であっても，常に転倒リスクの存在を認識することが重要である．

〔坂田祥子〕

5 言語聴覚士の役割

回復期リハ病棟における言語聴覚士の役割

　回復期のリハでは，脳出血，脳梗塞，クモ膜下出血，頭部外傷などの脳障害や，認知症を有する患者が多く，その病態に起因する転倒・転落場面に遭遇することも少なくない．これらの患者は身体的な問題だけでなく，物や状況を認識し，危険を察知する，段取りを立てて行動するなど大脳の働きの不具合が存在することが多く，転倒のリスクが増大している．言語聴覚士は，日常生活の行動観察や神経心理学的検査により高次脳機能障害の障害像やその程度を総合的に判断して，転倒リスクを予測し，適切な対策を講じる．また，各部門に的確な情報を提供することも求められる．

　訓練では患者自身が危険を察知する能力や危険を回避する能力を養うが，日常生活のなかで，単に患者の行動を規制したり抑制するという観点だけにとらわれず，状態や状況に応じて"試みる"という前向きな対応（対策）で患者と接することが必要である．このことは，患者の行動範囲の拡大や自信を引き出すきっかけにもなる．

高次脳機能障害と転倒

　脳には，物事を認識する「認知」，集中したり同時に物事を処理したりする「注意」，衝動的な行動を抑える「抑制」，物事を覚える「記憶」，多面的に物事を考える「思考」，目標に向けて段取りよく実行する「遂行」のほか，意欲や感情などさまざまな働きがあり，これらの脳機能の障害を高次脳機能障害という．これらの障害があることで転倒のリスクは増大すると考えられる．

1）意識障害

　意識障害は，程度の差はあるものの覚醒が不十分なため，周囲の状況や状態を正確に認識することができない．このため状況を理解・判断するまでに時間がかかり，身体の動きだけでなく行動の手順や正確さにも影響し，転倒リスクを高める．

2）全般性注意障害

　全般性注意障害は，注意のコンポーネント（特性）である4つの機能，①物事に集中し続ける持続性注意，②多くの情報のなかから特定の情報を選び出す選択性注意，③特定の情報に注意を向けつつ，必要に応じて他の情報に注意を切り替える転換性注意，④複数の刺激に対し，同時に注意を向ける配分性注意のいずれかが低下した状態である．以下に，各注意の特性によって生じ得る転倒リスクを示す．

①持続性注意障害

　この障害では，ひとつのことに長く注意を持続することができず，飽きっぽく目的とは異なる行動をしたり，落ち着きがなくなったりする．このため，安全への配慮を必要とする動作の途中で突然脈絡のない行動をとり，転倒につながる可能性がある．

表6 全般性注意障害で想定される転倒につながる危険行動

姿勢・動作	危険行動（例）
ベッド上座位	ベッドの手すりから手を離してしまう 突然，立とうとする
車椅子座位	バランスの限界を超えて無理に手を伸ばす フットサポートに下肢をのせたまま立とうとする
靴（装具）の着脱	手の届く範囲に靴（装具）がなく，無理に手を伸ばす 装具のベルトをはめ忘れる 左右の靴を履き間違える 靴のかかと踏み
移乗動作	ブレーキのかけ忘れ フットレストの上げ下げ忘れ ズボンの裾を引きずって歩く 指示を聞かない
歩行	よそ見 他者への衝突 性急な歩行 路面の変化の無視
段差昇降	よそ見 段差を気にしない 手すりを使わない 段差に対して下肢を上げる高さが合わない 着地点の誤り 性急な昇降

②選択性注意障害

　この障害は，多数の情報のなかから本来標的とすべき情報にうまく注意を向けることができない状態である．その結果，不要な刺激に注意を奪われてしまい，見落としや混乱をきたす．これは危険な箇所の見落としや危険の察知の遅れ，あるいは正確な動作を欠くことにつながり，転倒のリスクが上がると考えられる．

③転換性注意障害

　この障害では，特定の情報に注意が集中してしまい，他の重大な情報に注意が向かなくなる．たとえば移乗時，他のことに気をとられてブレーキ操作を忘れてしまうなど，優先順位をつけて注意が向けられないことで，転倒につながる危険がある．

④配分性注意障害

　この障害は，複数の情報に対して同時に注意しながら行動（情報処理）ができないため，たとえば，歩きながら話ができない，車椅子の操作の際に上肢と下肢を同時に動かせないなど，"〜しながら"行動することができない状態である．この症状が危険の察知の遅れやあわてた動作，誤反応などを招き，転倒につながることがある．

　4つの注意の特性は，日常生活のなかで相互に関係する．また，脳の損傷範囲や他の高次脳機能障害の有無により，全般性注意障害の特徴はさまざまになる．全般性注意障害で想定される，転倒につながり得る具体的な危険行動を表6に示す．

3）半側空間無視

視空間認知の障害は，環境の認知が低下するため転倒リスクに直接的に結びつく．特に半側空間無視は，その頻度も高く，重要な病態である．大脳の損傷部位とは反対側の情報を認識することが困難な状態で，これは単に見えない状態ではなく，左右いずれか一方の情報に注意が向かないことから方向性注意障害ともいう．一般に右半側空間無視よりも左半側空間無視のほうが多い．半側空間無視では，自身の身体の位置情報の欠如，周囲の環境情報の見落とし，ときには頸部の変形による体幹の歪みやバランスの崩れなどにより，転倒のリスクが高まる．

4）失行・失認

①失行

失行とは，麻痺，失調などでは説明がつかない学習された行為の障害である．失行にはさまざまな種類があるが，日常使用している物品・道具の使用や操作ができない，あるいは系列的な動作が完遂できないタイプ（観念失行）では，特に日常生活に支障をきたすことが多く，物品使用の誤りや動作の混乱が転倒のリスクにつながり得ると考えられる．失行の評価は一般に，口頭指示と模倣の2つの条件で実施し，物品のない動作と道具の使用という2つの側面を合わせて評価するが，より実際的には日常生活の場面で，どのような環境でどのような誤った動作が出現するのかをよく観察することが重要である．

②失認

失認とは，視覚・聴覚・触覚に異常がないにもかかわらず，これらの感覚を通して対象物を認知できない障害である．そのなかで，視空間情報（位置，傾き，遠近，動きなど）の認知の障害，視空間への注意の障害である視空間失認では，特に転倒リスクが高くなると考えられる．先に述べた半側空間無視と異なる点は，左右に関係なくすべての視覚情報の認識ができないことである．視空間失認の動作は，極端にいうと視界に入るすべてのものに対し"手さぐり"に近い行動をする．このため手を伸ばしたときに，しっかり物との距離や奥行きなどの位置情報がつかめず，無理な動作でバランスを崩す恐れがある．

5）遂行機能障害

遂行機能は前頭葉を中心とする脳の働きで，自ら目標を設定し，計画を立て，自分の行動をモニターしながら修正し，実行するものである．これらの働きに支障をきたす遂行機能障害では，動作の手順を誤ったり，どうすれば実現できるか見通しが立たず行き当たりばったりの行動となる．これによって一連の動作に混乱をきたし，転倒につながることがあると考えられる．

6）記憶障害

記憶障害には，発症時を起点として発症以前の記憶が思い出せない逆行性健忘と，発症以降の出来事の記憶ができない前向性健忘がある．特に前向性健忘が顕著な場合，危険に対する注意事項や指示を忘却し，新規の情報が覚えにくい特徴がある．このため，本来，患者が看護師などに確認すべき事態でも，ナースコールの押し忘れや，記憶錯誤による勝手な行動で危険を招くことがある．さらに記憶障害患者は，以前に起こした失敗や誤りについても忘れてしまうことが多いため，転倒を繰り返す可能性がある．

7）認知症

認知症にはアルツハイマー型認知症，レビー小体型認知症，脳血管性認知症などがあり，いずれも個人差はあるものの進行性である．特に注意しなければならないのは，初期評価の状態と，ある程度経過した時点の状態が異なる点である．病状が進行するにつれて高次脳機能障害

の症状も顕著に現われ，記憶障害や人格変化のほか，言語障害や全般性注意障害，脱抑制，学習能力の低下（知的機能の低下）などを示すことが多い．これにより，ときとして表面上の受け答えは可能でも，指示理解が困難で十分に理解しないまま行動（行為）に移ることや，新規動作の学習が不良で勝手な行動をとりがちである．安静度などの治療従事者といったんは合意して形成したルールを守ることができず，衝動的な行動をとり，また以前は可能であった行為（動作）も規則性を失い，転倒する危険は増大していく．

認知リハビリテーションからみた転倒に対するアプローチ

　高次脳機能障害に対するアプローチには，機能改善を目的とした机上課題が中心の機能訓練，道具などを用いて能力障害を補完・代償する代償手段獲得訓練，本人を含む家族への指導・支援などがある．認知リハによる行動（行為）の再学習は，ひとつの学習がすべての行動（行為）に般化するのではなく，学習効果や定着には時間がかかることを理解しておく必要があり，辛抱強く対応することが必要である．ここでは転倒の予防に関連付けて，心理的援助を含めた認知リハのアプローチについて考える（表7）．

1）心理的サポート

①信頼関係の構築 "敵ではなく味方" の関係性

　高次脳機能障害者のなかで，特に右大脳半球損傷では病識の欠如が著しく，全く周囲の助言や指導に "聞く耳をもたない" 傾向がある．たとえば，転倒を予防するための車椅子の安全ベルト装着や他の安全対策にも抵抗感や不信感を抱き，ときに暴言や暴力をふるうことがある．誤り（失敗）を性格や得意・不得意によるものと言い訳し，自らの失敗に向き合うことなく "しょうがない" と決めつけ，転倒を起こしたときの受け止め方も，問題を軽視しがちで再発の危険性が高い．このような場合，まず大切なことは，医療従事者は高次脳機能障害の特徴を理解し，単に転倒予防の行動学習だけではなく，患者との信頼関係をしっかり築くことである．換言すれば，"敵ではなく味方" という人間関係を構築することである．これは一方的に要求や説明をするのではなく，患者の考えを傾聴し，ときには，双方の妥協点を見出す試みや，頻繁にコミュニケーションをとることが必要で，認知症患者に対する接し方にも通じる．

②抑うつおよび不安の管理

　顕著な麻痺のない高次脳機能障害者は，周囲から "健常者" という捉え方をされることがある．外見で判断しにくい高次脳機能障害者にとって，障害を負いながら配慮されない対応はストレスとなり，周囲への怒りや拒否的な態度などを現わすことがある．他にも訓練や日常生活場面での誤り（失敗）が多い場合には，自信喪失に陥り，さらに今後の生活や仕事に対する不安から抑うつ傾向を示す者もいる．

　"障害" による将来への不安や自信喪失から二次的障害として抑うつ傾向を示す患者がいる一方で，脳損傷自体で意欲の低下や自発性の低下，抑うつ症状を呈する患者も存在し，代表的なものにアパシーがある．また，抑うつは転倒リスク因子としても知られている．すべてに無関心であることは他者への依存（任せきり）につながり，本来自身で判断すべきことや状況認識が必要な場面でも，思考の停滞や反応の遅れを生じることがある．心理的アプローチとしては，単純なことでも "達成感や成功感をもたせる" 試みが必要である．まずは自発性を引き出すかかわり方で対応し，次に，達成感や成功感を得やすい課題の工夫が大切である．

表7 高次脳機能障害の行動を支援する認知リハビリテーションの主なアプローチ

障害区分	学習法と手技
全般性注意障害	◆行動管理 ・タッピング・タイムプレッシャーマネージメント・自己教示法 ◆外的補助具の活用 ・電子システム手帳・音声メッセージ録音機・時計のアラーム・メモ帳 ◆環境調整（支援） ・日常生活場面でのセンサーマット，ピンチコール，安全ベルトなど
記憶障害	◆学習法 ・手続き学習・誤りなし学習・間隔伸張法・手掛かり漸減法 ◆特異的記憶介入アプローチ ・特定情報のための記憶訓練 ◆外的補助具の活用 ・カレンダー・電子システム手帳・音声メッセージ録音機・時計のアラーム
失行	◆学習法 ・手続き学習・誤りなし学習・運動覚イメージ（手を添えて動作誘導） ◆行動学習 ・日常生活場面での適応訓練（歯を磨く・お茶を入れるなど）
失認（視覚失認）	・日常生活場面での適応訓練
半側空間無視	◆ADLに対する集中的・段階的な訓練 ・無視側からの声掛け（刺激入力）・無視側を意識したフィードバック訓練 ◆環境調整（支援） ・見やすい位置に物品配置・体幹の歪みに対するクッションの使用
遂行機能障害	◆学習法 ・手続き学習・誤りなし学習・間隔伸張法（リハーサル間隔の拡張） ・手掛かり漸減法 ◆行動管理 ・自己教示法 ◆補完・代償法の活用と環境調整（支援）
認知症	◆心理社会的支援 ・コミュニケーション ◆行動管理 ・自己教示法 ◆環境調整（支援）

③病態の自覚

　高次脳機能障害は高度な脳活動の障害であるが故に，正確に自分の病態を理解し自覚していないことも多い．言語聴覚療法では，病態を理解（受容）するために訓練場面で病前は可能であろう課題をあえて提供し，誤りから病態を自覚してもらうことがある．この手法は，個々の患者の性格や障害の程度などに配慮して実施しなければならないが，障害を自覚するきっかけになることがある．また誤りに対する自己修正や誤りを減少させる方策にもなる．

2）行動（行為）に対するサポート

①学習法

　行動（行為）の学習には，高次脳機能障害の特徴をとらえる必要がある．その特徴に応じて，どのような手法を用いるか，どの程度の刺激（情報）を提供するか，どのように誘導するか，という3つの観点で理想とする行動を導くことが大切である．

【誤りなし学習】
　記憶障害（健忘症）に使われる学習法であるが，最近ではプランニングや問題解決能力の障害である遂行機能障害など他の高次脳機能障害にも用いられる．記憶に障害がある場合，エピソード記憶が著しく障害されるため，1度の誤りを次にいかして修正しようとする記憶がなされない．その一方で，"誤り"が無意識の記憶（潜在記憶）として残ることが多いため，誤反応が次の行為にも出現し，同じ誤りとして繰り返される．この誤りの繰り返しを防ぐための学習法が誤りなし学習である．
◆主な対象：記憶障害，観念失行，遂行機能障害，認知症など．
◆転倒予防への応用：行為の手順を声かけや手順書を見せながら，または手を添えて動作を誘導し，間違いのない全体の動きを確認させる．動作誘導を反復しながら適切な反応を導き出し，全体の行動（目標設定）の流れ（手続き）を患者に理解させ，徐々に自発的な動作に移行していく．

【手掛かり漸減法】
　記憶障害のリハの行動的治療介入の一つであり，上記に挙げた「誤りなし学習法」もこれに属する．手掛かりを最大限に提供し，学習が達成された後は，徐々に学習時の手掛かりを減らしていく学習法である．
◆主な対象：記憶障害，遂行機能障害，観念失行，認知症など．
◆転倒予防への応用：この手法は，誤りなし学習法と合わせて実施してもよい．目標とする動作（行動）に対し，多くの情報を提供することが大切である．注意すべき点として，過剰な情報は，かえって記憶の再生や的確な段取り，手順に混乱を招くため，患者の反応をみながら情報量の調節をすることが必要である．高次脳機能障害の特徴や重症度に応じて，適切な"手がかりと情報量"，誤りを起さないような声かけや触覚・視覚的情報による誘導を行い，正確な動作が可能になれば徐々に手がかりを減らしていく．

【間隔伸長法】
　記憶障害のリハの一つである．覚えてもらいたい事柄や行動を学習させた後，その学習した事柄や行動を繰り返し思い出させる．覚えてから再生するまでの時間を徐々に延長し，覚えている時間を伸ばす学習法である．
◆主な対象：記憶障害，認知症など．
◆転倒予防への応用：行動をより定着させるために，一度正確な行動後，5分，15分，30分と間隔をあけて指導なしで再試行させ，行動の正確さや定着をみる．

【手続き学習】
　"体で覚える"記憶のことで，よく使われる例としては自転車の乗り方や水泳，楽器の弾き方などを体感して覚える学習法である．
◆主な対象：記憶障害，全般性注意障害，半側空間無視，観念失行，遂行機能障害，認知症など．
◆転倒予防への応用：さまざまな高次脳機能障害に活用できる．その理由は，必ずといっていいほど行動学習のなかでは，行動を体感させて習得を促す指導が入るためである．たとえば，半側空間無視では常に見落としやすい側に注意を向けて見るように指示するが，なかなか声かけだけでは注意が向かない．このため，ときには車椅子を壁や柱にぶつけてしまうことがある．しかし，徐々に壁や柱にぶつかる回数が減少するのは，この体験学習によるものである．指導者は事前に危険を回避する取り組みが必要であるが，ミスや失敗をしたときにも，その教

訓を次にどういかすか，患者にしっかり伝達し学習を促すことで再発を防ぐことが可能となる．

②行動管理

【自己教示法】

　自らの行動を言語化することで，行動（動作），手続き，次の動作，それぞれの確認に役立つ．この手法には一つひとつの事象に対し"声に出して"確認する「外言語化」と，声には出さずに自分の内面に話しかける「内言語化」の2つの手技からなる．

◆主な対象：全般性注意障害，観念失行・失認，遂行機能障害，記憶障害など．

◆転倒予防への応用：指導者がまず一つひとつの動作に対し，動作説明をしながら患者に動作を見せる．次に指導者と一緒に"声に出して"（外言語化）で動作を実施する．反復練習を行い，徐々に患者自身に動作説明と動作を任せ，自発的動作に委ねる．徐々に内言語化に切り替える．

【タッピング】

　注意障害でよくみられるペーシング障害に対し，触覚や運動覚を刺激してスピードを調整（コントロール）する手技である．

◆主な対象：全般性注意障害など．

◆転倒予防への応用：指導者がゆっくり数えながら，それに合わせて上肢や下肢の動作をさせる，あるいは一つの動作後に肩や背中を軽く叩き，それを合図に次の動作に移行させるなどの手技を利用する．これにより動作のスピードをコントロールし，あわてず一つひとつの行動を正確にすることが可能となる．

【タイムプレッシャーマネジメント】

　課題（作業）に対して"どこまで"という時間制限を設け，集中力を高める手法である．これにより，決められた時間内に作業を遂行しなければならない，あるいは"○○分まで"にという目標が集中力や作業効率を上げるといわれる手法である．

◆主な対象：全般性注意障害，認知症など．

◆転倒予防への応用：特に全般性注意障害にみられる集中力の低下に対し，有用な手法である．転倒・転落予防に活用するならば，まず，すべての学習法の活用の際に導入してよい手技であり，たとえば，全般性注意障害の患者には"ここで，動かずに座っていてください"という指示より，"ここで，1分だけ動かずに座っていてください"という指示のほうが，目標が定まっている分，静止しやすい．また，"あと2分で終わります"という指示も集中力の持続につながりやすい．このように制限時間や終了時間を提示することで，目標とする行動学習の集中力の持続を促し，間接的ではあるが転倒・転落予防につながると考えられる．

③機器・文具の活用

　一般に外的補助具の活用としては，覚えておくべきことや重要な物は目につきやすい場所に保管し，習慣的なことには指示を付箋で貼るなどの補完・代償をする．日記帳や手帳・メモ帳，カレンダー，携帯電話のアラーム機能などの道具を用いて記憶障害を補う．この方法は，記憶の補完や代償手段になるだけでなく，行動の手順（段取り）の確認や次の行動への指針，さらに聴覚的な理解が不十分な患者にとっては，視覚刺激による理解の強化につながる．

◆主な対象：記憶障害，遂行機能障害，全般性注意障害，認知症など．

◆転倒予防への応用：転倒リスクの高い動作を行う際の，危険回避のための方策として用いることができる．たとえば，用事のあるときには必ずナースコールを押す，携帯電話のアラームが鳴ったらスケジュールを確認する，指示された動作手順や注意事項，予定をメモするなどの

活用ができる．しかし難点は，これらの手段を活用することさえ忘れてしまうことがある．チームのすべての医療従事者はどの手段をどのように活用するか，情報交換と介入方法を統一し，家族にも理解と協力を要請する必要がある．

④環境調整

転倒リスクの軽減にはマンパワーのほか，もう一つ環境調整が不可欠である．たとえば，独歩では転倒リスクがあるにもかかわらず多動や脱抑制があり，勝手に部屋のなかで歩き出してしまう可能性のある場合には，動線を整理し限定する，動線のなかに自然と伝い歩きできるような環境を設定する，行為の段取りや手続きに混乱をきたす場合には正しい動作手順を写真などで表示する，さらには必要があればセンサーマットなどの特殊コールを使用するなどの対策を患者の状態にあわせて考慮する．

医療従事者間の情報共有

1）転倒予防のための情報共有

高次脳機能の障害像や障害の程度を判断するうえで，最も患者の日常生活の様子を把握している看護師の情報は欠かせない．また，高次脳機能障害の特徴の把握では，言語聴覚士や作業療法士の専門性が必要である．このような各職種の専門的な観点から集めた情報を把握し，総合的に転倒リスクを正確に評価することが大切である．そのうえで，言語聴覚士からの視点での転倒リスク評価について，他職種と情報共有し，タイムリーに連携しながら具体的な対策を講じなければならない．また，身体能力や介助方法などについて，理学療法士や作業療法士から情報を適宜収集することも訓練の場面などで転倒を予防するうえで重要である．

2）情報共有で大切なこと

転倒・転落に関する情報共有では，患者の身体機能や神経心理学的検査による高次脳機能の把握，日常生活の様子，転倒リスクの予測，各専門職種の役割の明確化，統一すべきかかわり方，具体的な環境調整について意見交換し，情報を共有することが重要である．

特に言語聴覚士は，"一見正常に見られがちな"高次脳機能障害患者に対して，各部門に的確な情報を提供することが大切である．さらに高次脳機能患者にかかわるすべてのスタッフが，日頃から患者の言動に注意をはらい，"おや？"と思う些細なことがどの場面でどのように現れるかを把握し，その様子を他職種に伝達することが大切である．このことは高次脳機能障害の特徴を掴むきっかけになり，机上の神経心理学的検査の結果と照合することでより明確な障害像が明らかとなり，転倒の予防にも役立つ．また，これらの各職種による多面的な情報は，医師の転倒に対する総合的な判断の一助となり，家族への転倒予防の理解と協力体制の構築にもつながる．

3）医療安全委員会における言語聴覚士の役割

医療安全委員会における言語聴覚士の役割は，外見上わかりにくい高次脳機能障害患者の転倒リスクに対し，医療従事者がどの程度かかわり，どのような環境調整をすべきかを的確に説明することである．これは個人の事例に対してだけでなく，院内の安全性を高めるために重要な提言となり，適切な院内環境の整備および事態を予測した連携体制の構築につながる．

（渡邉　望）

Column

安全な高齢者介護のための取り組みとは

　高齢の夫とともに来院した認知症の妻の顔をみると，顔半分に大きな青あざをつくり，まぶたが腫れあがっている．夫から"転びました"と聞かされ，"あれほど説明し，注意するように指導したのに"と思うことがある．その一方で，自分の体を顧みず，精一杯妻の介護をしている高齢の夫に細かくあれこれと指示し，説明することは，かえって介護負担を強いるのかもしれないとも思う．

　そんなジレンマを抱えながら，一体どんな目標をもって患者・家族と向き合えばいいのだろう．たとえば"転倒をさせないこと"，"もっと家族に介助の協力を求めること"，あるいは"家族に負担を強いないこと"，"夫婦の関係を最大限に尊重すること"なのだろうか？　答えはひとつではないのだろう．ときには教育的な立場で転倒の危険性を説明しなければならないし，またあるときは，患者・家族に寄り添って，家族関係を最大限に尊重し介護負担の軽減を図る介護サービスを考えなければならないのだと思う．こうした取り組みにはエビデンスや正解はない．真摯に患者・家族に向き合うことこそ，問題解決の一歩になるのではないだろうか．

　厚生労働省の調査によると，認知症患者は2012年時点で462万人を上回り，団塊の世代が75歳以上になる2025年には730万人に増えると推計されている．核家族化が進み，老老介護といわれる昨今，介護に困窮する高齢者が増大していると予想される．高齢者の転倒は，痛々しく悔やまれるが，われわれ医療者は，患者自身の状態の把握に加え，家族関係，介護者の介護負担，疲労度にも目を配り，患者・家族がいきいきと日々の生活が送れる社会を総合的にマネジメントするという難解な課題を突きつけられている．

（渡邉　望）

6 医療安全委員会の役割

 ## 回復期リハ病棟における医療安全委員会の役割

　2015年現在，厚生労働省の基本診療料の施設基準として，「安全管理のための委員会が開催されている」という要件が定められている．そのため回復期リハ病棟をもつすべての病院に，医療安全を目的とした委員会（以下，医療安全委員会）が設置されていると思われる．医療安全委員会で扱われる内容は多岐にわたるが，回復期リハ病棟での医療安全上，転倒対策は最も重要なテーマのひとつである．他項でも述べられているが，身体活動性やADLの向上を目指すという命題そのものが転倒リスクを増大する要因であり，転倒をゼロにすることは実質的に困難である．日々生じ続ける転倒と向き合いながらリハ医療を実践するためには，個々の医療スタッフのスキルアップを図るだけでは限界があり，一医療機関として明確な指針や統一されたシステムを構築しておくことが必要である．

　転倒・転落対策における医療安全委員会の役割は，患者を担当する医療チームと異なる視点から，個々のインシデントに対応すると同時に，転倒対策のためのシステムを構築することにある．

　回復期リハ病棟での転倒予防をシステムとして整備することで，病院として根拠をもった形でリスクと向き合うことができる．転倒や骨折を少しでも減らすということだけではなく，医療スタッフ個人に過失の責任が負わされることなく，安心して医療を行えることを目標のひとつとしている．

　また，医療安全委員会は，多職種のさまざまな経験値をもつスタッフが集まる場であり，年度ごとの入れ替わりも多い．リスクマネージャー（risk manager；RM）を軸とした活動を推進することで，縁があって委員会のメンバーとなったスタッフ個人のスキルアップも図れる．委員会を通じて，転倒対策をはじめとする医療安全活動に主体的にかかわり，その結果，重要な役割が担えるスタッフが組織全体としても増えていくことが理想的である．

 ## 医療安全委員会の活動

　当院の医療安全委員会では，院内の全職種をメンバーとし，毎月1回全体会議を開催している．委員会のメンバーは，会議に出席するだけではなく，各部署のRMとしての役割を担う．

　実際の会議では，過去1カ月のすべてのインシデントレポートをもとに，インシデントの内容やレベル分類，発生部署を集計した資料が事務局により準備される．その資料をもとに，RMが各部署のインシデントをまとめて報告し，参加者全員で議論することに時間を割いている．医療安全にかかわる議題は多岐にわたるため，約1時間の全体会議のなかで，転倒について詳細に議論できる時間は限られている．そのため，転倒対策については，さらに別のワーキンググループを立ち上げ，より詳細な分析，対応を行うようにしている．

転倒対策に関連する活動

1) 転倒・転落対策ワーキンググループ

　当院では，医療安全委員会の下部組織として転倒・転落対策ワーキンググループ（以下，WG）を組織している．WGの構成メンバーは，医療安全委員会のRMを中心に，理学療法士，作業療法士，看護師と医師の総勢7名である．職種間や患者・家族との情報共有，抑制的な対応の運用方法のシステム整備を目的として立ち上げられた．現在ではさらに，転倒対策に関連する情報を集約し，システムの修正を行うとともに，研修会の開催や医療安全に関するお知らせなどの情報発信を行っている．また，WGで検討した内容は，全体の医療安全委員会で共有され，院内のすべての部署に伝達される．また，WGが軸となってシステムの作成や見直しも行う．各職種の意見を持ち寄り，少人数のチームで集中して取り組むことでシステム構築や修正が比較的短期間でも可能となる．転倒・転落予防のシステムが有効に機能するには，修正を加えながら活動を続ける必要があり，そのためにはWGのような機動性のあるチームが有効と考えている．

2) 転倒・転落対策ラウンド

　RMは，所属する部署や病棟の医療安全の動向を観察し，コントロールする役割を担う．各病棟には，理学療法士，作業療法士，看護師がそれぞれ1～2名ずつRMとして所属しており，2週間に1度程度，病棟単位での転倒・転落対策ラウンドを実施している（図25a）．転倒を繰り返す難しい症例の対策や，インシデントが発生した現場の環境設定の見直しなどを，3職種が協力して行っている（図25b）．リハと看護両方の視点で分析し議論することが重要であり，病棟単位でRMが機能するために必要な活動と考えている．また，これらのRMの活動は，医療安全委員会ですり合わせし，病院全体の取り組みに汎化できるように工夫している．

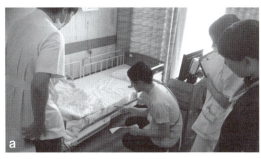
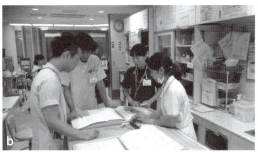

図25　リスクマネージャーによる病棟単位の転倒・転落対策ラウンドの様子

医療事故調査委員会

　医療事故（グレード 3b 以上）や重大なインシデントが生じた際に，当院では臨時の医療事故調査委員会を開催している．参加者は，当事者（または代理者）と主治医に加え，医療安全委員会の委員長と RM，発生部署の看護師長，看護部長，事務長とし，必要に応じて院長や顧問弁護士も参加している．

　医療事故調査委員会での調査を受けて，医療安全委員会は調査内容をまとめ，病院全体に発信する，システムの改善を検討するなどの役割を担う．また，当事者へのフィードバックや患者家族への説明，トラブル対策などにかかわることもある．

　医療事故の調査を通じ，医療安全上の重要な課題がみえてくることも多い．医療事故調査委員会で迅速に調査し，医療安全委員会で対応するシステムは，患者や医療スタッフが安心して医療にかかわるために，重要な役割を担っている．

（松浦大輔）

■ 文 献

1) 井上靖悟・他：患者活動の向上・至適化を目的とした当院における福祉用具供給システム．地域リハ **11**：114-118，2016．
2) Heinrich HW（著），三村起一（監修）：災害防止の科学的研究．日本安全衛生協会，1951．
3) 杉山良子：危険予知トレーニングの基礎知識．整外看護 **13**：1082-1086，2008．
4) 坂田祥子・他：脳卒中片麻痺患者の車椅子移乗に関連する動作の難易度．総合リハ **42**：763-770，2014．
5) 坂田祥子・他：脳卒中片麻痺患者のトイレ動作に関連する動作の難易度．総合リハ **43**：233-240，2015．

Column

個人レベルの転倒対策か国家レベルの転倒対策か

　転倒への対策を病院全体や病棟など組織レベルでとらえる場合と，目の前にいる患者さん1人対スタッフ一個人のレベルでとらえる場合とでは大きく異なる．たとえば夜勤で看護師がその場に1人しかいない時に，転倒リスクがゼロではないが比較的低いAさんと，転倒リスクがとても高いBさんという患者が，同時に危険行動をとったとする．そこで，看護師は当然，Bさんへの対応を優先した．しかしその結果，Aさんがたまたま転んでしまったとしたらどうであろう．この場合，限られた人的資源を全体として最大限にいかすという視点からは，急性期医療におけるトリアージに似ているといってもよく，やむをえないというような気もするが，多くの場合，その転んでしまった患者個人のみの状態と対策が議論されることが多い．個人単位，病室単位，病棟単位，病院単位，そしてさらには，保険点数のなかで病院が存続するためにぎりぎりで配置せざるを得ない看護人員というところまで考えれば，国家経済の事情などを含めた国家単位まで，どこの階層での最善の対応を求めるのかによって議論は変わる．翻って，何か問題が生じた時に，その当事者のみの事情で裁かれる．現場の当事者にばかり重い十字架を背負わせるようなことはあってはならないようにも思う．

〔大高洋平〕

第Ⅳ章

転倒事故と法的問題

1 リハビリテーション医療にかかわる法律総論

医療事故における法的責任

日常業務において，医療事故が発生しないよう意識することはあっても，万が一医療事故が発生した場合の責任についてまで意識することは少ないと思われる．実際に医療事故が発生した場合にも，患者に健康上の障害などが生じていればその回復に向けた努力をし，事故原因の解明，患者や家族に対する説明といった倫理上の責務が真っ先に思い浮かぶが，法的責任といった馴染みの少ない，普段考える機会のない事項についてまで意識することは多くないのではないか．しかし，いざ医療事故が発生した場合，上記の倫理上の責務を果たすことは当然として，それとは別に，法的な視点からさまざまな責任が検証される．このため，各医療従事者は，医療事故が発生した際の法的責任について理解しておくことが必要となる（表1）．

刑事責任

各医療従事者が業務上果たさなければならない注意義務を怠り，患者に死傷結果を生じさせた場合，その注意義務を怠った者は，業務上過失致死傷罪（刑法211条）（表2）に問擬される．そして，同罪を犯した者に対しては5年以下の懲役または禁錮，100万円以下の罰金が科され得る．後述の裁判例のように罰金刑とされた事件が多いとはいえ，捜査段階での逮捕や，身柄拘束を伴う刑罰が執行された場合の影響を考えると，同罪に伴う制約や不利益を軽いということはできない．

表1 医療事故が発生した場合に生じ得る責任

1. 刑事上の責任
→懲役，禁錮，罰金（業務上過失致死傷罪：刑法第211条）
2. 民事上の責任
→損害賠償（契約責任：民法第415条，不法行為責任：民法第709条，使用者責任：民法第719条）
3. 行政上の責任
→免許停止，免許取消し等（医師法第7条2項，保健師助産師看護師法第14条1項2項，理学療法士及び作業療法士法第7条1項）
4. その他
→風評被害，休職，異動，失職等

表2 業務上過失致死傷罪

> 刑法第211条 業務上必要な注意を怠り,よって人を死傷させた者は,五年以下の懲役若しくは禁錮又は百万円以下の罰金に処する.重大な過失により人を死傷させた者も,同様とする.

　医療事故が捜査機関に届出される件数は,平成16年度に255件であったのに対し,平成25年には114件まで減少している(警察庁統計「医療事故関係届出等,立件送致数の推移」).年別立件送致数に関しては,平成16年から平成19年にかけて年間90件以上であったところ,その後,平成23年(54件)までは減少傾向にあったが,平成24年には93件,平成25年には81件と以前の水準に戻っている.医療事故が民事裁判となる新件数が平成22年から平成26年にかけて年間700または800件台〔平成16年から平成19年にかけて新件数は913〜1110件であり,近年,医療事故の民事裁判新件数はやや減少している(裁判所HP：http://www.courts.go.jp/saikosai/iinkai/izikankei/)〕であることと比較すると,医療事故が刑事事件として捜査対象となる件数は多くない.これは,民事事件が患者と医療機関という私人間の紛争であり,患者が損害賠償請求権という権利を行使するために訴訟を利用することができるのに対し,刑事事件は,刑事裁判を提起(公訴提起)する主体が検察官,事案の解明に向けて捜査を進める主体が捜査機関であり,有罪の見込みの確実でない事件が起訴されない傾向にあること,その効果も民事賠償ではなく刑罰権の発動という点で大きく異なることが影響している.

民事責任

1) 過失がある場合に損害賠償責任が生じる

　医療事故に伴う民事責任の根拠法は民法になる.この民法は,原則として過失のある場合(＝注意義務違反のある場合)に限り損害賠償責任を負うこととしており(過失責任主義),医療行為により患者に有害な結果が発生したとしても医療機関側に過失がないのであれば,医療機関側は損害賠償責任を負わない.

　損害賠償と似た制度として損害補償がある.この損害補償は,損害の回復に向けた制度という点で損害賠償と似ているが,過失行為に基づかない場合にも損害回復に向けた補償を行う点で,違法行為(加害者の故意・過失が求められる)を要求する損害賠償と異なる.損害補償の例として,分娩に関連して出生児に発症した重度脳性麻痺に対する産科医療補償制度などが挙げられる.

2) 医療水準に従った注意義務

　医療を提供する際,医療従事者が患者に対して負担する法的な責務は,患者の回復という結果の実現そのものではなく,患者の回復に向けて最善を尽くすことが内容となる.したがって,患者の健康状態が改善するという結果を実現できなかったとしても,患者の回復に向けて最善を尽くしたのであれば注意義務に違反しておらず(＝過失はなく),損害賠償責任を負うことはない.これをリハの一場面に当てはめて考えてみると,ADLの改善に向けて最善のリハを提供しているのであれば,結果として患者のADLの改善が十分でないとしても医療従事者は損害賠償責任を負わない.同様に,患者が転倒しないように最善の注意を尽くしているの

であれば，結果として患者が転倒したとしても医療従事者は損害賠償責任を負わない．

　各医療従事者の負う注意義務の内容は，当該医療従事者の主観ではなく，当該医療従事者と同等の医療従事者を想定し客観的な視点から判断される．その基準に関して，「注意義務の基準となるべきものは，診療当時のいわゆる臨床医学の実践における医療水準である」（最判昭57・3・30：高山赤十字病院未熟児網膜症事件）と解釈されている．ここでいう「診療当事のいわゆる臨床医学の実践における医療水準」という表現は抽象的であるが，民事裁判では各事案において，ガイドライン，添付文書，医療文献，医師からの意見書などを参照しつつ判断されている．

3）診療機関の規模ごとに評価される医療水準

　医療機関の規模は，大学病院やセンター病院などの大規模な病院から，地域の基幹となる総合病院，その他の総合病院，1つまたは複数の科のみを診療対象とする小規模病院，診療所などさまざまである．小さな擦り傷や感冒などに対する治療であれば，これらのどの医療機関においても一定の医療対応が可能と思われるが，特殊な処置を求められる医療に関しては，専門家の有無という人的視点，処置に必要となる医療機器等の有無といった物的視点から，大学病院やセンター病院等大規模な病院でなければ対応できない場合が生じ得る．医療水準に従った注意義務を考える際，こうした施設ごとの特性や行い得る医療の範囲は考慮されており，過失に関連して新規治療の普及が問題とされた事件において「当該医療機関の性格，所在地域の医療環境の特性等の諸般の事情を考慮」（最判平7・6・9：姫路赤十字病院未熟児網膜症事件）し，類似の特性を備えた医療機関における普及を踏まえ医療水準が判断されている．このため，診療所等の小規模な医療機関では，物的・人的に診断や治療が困難となる疾患について自ら対応できないことをもって注意義務違反とはならないが，その代わりとして高度な専門の医療機関に転送する義務（転医義務）を負担することになる．

4）リハビリテーションを行う際の注意義務

　リハの実践を考えた場合，注意義務が問題となる複数の場面を挙げることができる．まず，①医師が患者に対してリハを処方する場面では，医師が患者の疾病や健康状態を適切に把握し，実効的なリハを計画，処方することが求められる．次に，②医師の処方したリハを医師や各療法士が実施する際，実施時の患者の体調や病状に配慮し，適切な方法で安全に，患者に対してリハを行うことが求められる．そして，③リハの経過や患者の回復または体調の悪化に応じて，適時リハ計画を見直し処方することが求められる．こうしたリハの処方，実践といった具体的行為に加え，リハを実施するに当たり，患者の病状や健康状態，リハの必要性，危険性，予後や，処方されたリハの内容などを説明する注意義務もある．

5）リハビリテーションの特殊性

　リハの効果は，患者のリハに対する積極性・自律性に大きく影響される．そこで，患者のリハに対する意欲の低下が主な理由となりリハの効果が上がらない場合，リハ計画の内容やリハの実施が適切であるならば医療従事者には注意義務違反はなく（＝過失はなく），損害賠償責任を負わない（東京地判平18・1・23）．

行政上の責任

医師法は，医師免許の付与や取消し等について規定している．医師免許の取消しや医業の停止は（医師法第7条2項，同法第4条），刑事罰とは別に行政から課される不利益な処分である（表3）．刑事手続きにおいて，逮捕や勾留といった身柄の拘束がなければ医療に従事する

表3　多職種の免許取消しおよび業務の停止等に関する各法律

（医師法）
第7条2項　医師が第四条各号のいずれかに該当し，又は医師としての品位を損するような行為のあつたときは，厚生労働大臣は，次に掲げる処分をすることができる．
　　一　戒告
　　二　三年以内の医業の停止
　　三　免許の取消し
第4条　次の各号のいずれかに該当する者には，免許を与えないことがある．
　　一　心身の障害により医師の業務を適正に行うことができない者として厚生労働省令で定めるもの
　　二　麻薬，大麻又はあへんの中毒者
　　三　罰金以上の刑に処せられた者
　　四　前号に該当する者を除くほか，医事に関し犯罪又は不正の行為のあつた者

（保健師助産師看護師法）
第14条　保健師，助産師若しくは看護師が第九条各号のいずれかに該当するに至つたとき，又は保健師，助産師若しくは看護師としての品位を損するような行為のあつたときは，厚生労働大臣は，次に掲げる処分をすることができる．
　　一　戒告
　　二　三年以内の業務の停止
　　三　免許の取消し
　2　准看護師が第九条各号のいずれかに該当するに至つたとき，又は准看護師としての品位を損するような行為のあつたときは，都道府県知事は，次に掲げる処分をすることができる．
　　一　戒告
　　二　三年以内の業務の停止
　　三　免許の取消し
第9条　次の各号のいずれかに該当する者には，前二条の規定による免許（以下「免許」という．）を与えないことがある．
　　一　罰金以上の刑に処せられた者
　　二　前号に該当する者を除くほか，保健師，助産師，看護師又は准看護師の業務に関し犯罪又は不正の行為があつた者
　　三　心身の障害により保健師，助産師，看護師又は准看護師の業務を適正に行うことができない者として厚生労働省令で定めるもの
　　四　麻薬，大麻又はあへんの中毒者

（理学療法士及び作業療法士法）
第7条1項　理学療法士又は作業療法士が，第四条各号のいずれかに該当するに至つたときは，厚生労働大臣は，その免許を取り消し，又は期間を定めて理学療法士又は作業療法士の名称の使用の停止を命ずることができる．
第4条　次の各号のいずれかに該当する者には，免許を与えないことがある．
　　一　罰金以上の刑に処せられた者
　　二　前号に該当する者を除くほか，理学療法士又は作業療法士の業務に関し犯罪又は不正の行為があつた者
　　三　心身の障害により理学療法士又は作業療法士の業務を適正に行うことができない者として厚生労働省令で定めるもの
　　四　麻薬，大麻又はあへんの中毒者

表4 医師及び歯科医師に対する行政処分の考え方について（平成14年12月13日 医道審議会医道分科会 平成24年3月4日改正 平成27年9月30日改正）

> 6）業務上過失致死（致傷）
> ②医療過誤（業務上過失致死，業務上過失傷害等）
> 　人の生命及び健康を管理すべき業務に従事する医師，歯科医師は，その業務の性質に照らし，危険防止の為に医師，歯科医師として要求される最善の注意義務を尽くすべきものであり，その義務を怠った時は医療過誤となる．
> 　司法処分においては，当然，医師としての過失の度合い及び結果の大小を中心として処分が判断されることとなる．
> 　行政処分の程度は，基本的には司法処分の量刑などを参考に決定するが，明らかな過失による医療過誤や繰り返し行われた過失など，医師，歯科医師として通常求められる注意義務が欠けているという事案については，重めの処分とする．
> 　なお，病院の管理体制，医療体制，他の医療従事者における注意義務の程度や生涯学習に努めていたかなどの事項も考慮して，処分の程度を判断する．

ことは可能である．また，民事の損害賠償責任に関しては，損害賠償責任保険の利用により直接的な経済的負担を軽減することができる他，証人尋問等で法廷に出廷することはあるものの，それが故に継続的に医療に従事できない状況は生じにくい．これに対し，行政処分として医師免許の取消しや医業の停止がなされた場合，医療に従事することができなくなるため，行政上の処分が仕事に与える影響は大きいものとなる．

医師免許の取消しや医業の停止となる具体的事由として，法律で禁止されている薬物の中毒者，犯罪を犯して罰金以上の刑に処された者，医事に関し犯罪または不正のあった者が挙げられる（医師法第7条2項，同法第4条）．また，処分を科すに当たっての運用について，「行政処分の程度は，基本的には司法処分の量刑などを参考に決定するが，明らかな過失による医療過誤や繰り返し行われた過失など，医師，歯科医師として通常求められる注意義務が欠けているという事案については，重めの処分とする」旨が公表されている（医道審議会医道分科会「医師及び歯科医師に対する行政処分の考え方について」）（表4）．既に述べたように，医療過誤が刑事事件化する事案は多くないため，医療過誤を理由として行政上の責任が問われる事案も多くはない．しかし，上記運用方針に沿い，医療過誤に基づいた業務上過失致死傷罪を理由に刑を科された医師に対し，業務停止の処分が科された旨公表されていることには留意すべきである．理学療法士や作業療法士に対する行政処分についても公表されているが，近年の公表に限ると覚せい剤取締法違反や道交法違反等が行政処分の理由とされており，医療過誤を理由とするものはないようである．

2 転倒・転落の判例から学ぶ

患者の転落などに関する刑事事件

医療事故が刑事事件として立件される件数は限られている．また，立件された事例も注射や手術・手技，医療機器の操作などに関する事件が多い傾向にあり[1]，リハ中に患者が転倒・転落して死傷に至ったことにつき立件された事件として公刊されたものはないようである．

①監視等の懈怠が問題とされた事件

[判例] リハ中の監視が問題とされた事件ではないが，看護師の不注意により生後6日の乳児が保育器から転落し，外傷性クモ膜下出血により死亡した事件では，当該看護師に対し罰金50万円の刑が科されている（佐賀簡略式平12・12・27）．同事件では，当該看護師の不注意として，乳児が保育器から落下する危険があることに留意し，自らあるいは他の看護師をして乳児の状態を常時監視する等して，乳児が保育器から落下することを未然に防止すべき注意義務があったとされている．

[ポイント] 同事件が参考となるリハの場面としては，自ら座位保持を十分にできない患者に対して座位訓練を行っている際，監視を怠った結果，患者が椅子から転落して傷害を負った場合等が考えられる．安全確保のため患者に対する常時監視が必要とされる場面では，患者の転落を防ぐために，自らの監視に加え他の医療従事者を通じた監視も重要となる．

②抱きかかえ中の不注意による落下が問題とされた事件

[判例] リハ中の抱きかかえが問題とされた事件ではないが，看護師が乳幼児に授乳する際，過って同児を床に落としてしまい，加療3週間の急性硬膜外血腫等の傷害を負わせた事件では，当該看護師に対し罰金30万円の刑が科されている（大田原簡略式平13・12・28）．同事件では，当該看護師の不注意として，抱きかかえた乳児を落下させることがないように確実に抱きかかえ，事故の発生を防止すべき注意義務があったとされている．

類似する事件として，介護老人保健施設において，介護士（介護職員）が，自力歩行のできない寝たきりで体格のよい入所者（88歳）を，抱きかかえてベッドから車椅子に移動させる際，当該入所者を転倒させて頭部を床面に強打させた結果，硬膜下血腫により死亡させたという事件があり，当該介護士に対して30万円の罰

金刑が科されている（横浜簡略式平17・11・10）．

[ポイント] これらの事件が参考となるリハの場面としては，患者に対して歩行訓練を行っている際や患者の体を支える際，患者の体を支えることが不十分であった結果，患者が転倒や転落して傷害を負った場合等が考えられる．患者の体を支える場面では，患者の転倒や転落を防ぐために最大限注意することが必要である．

上記事件のように新生児・乳幼児に対する医療事故は，医療従事者が一瞬目を離した際に発生することが少なくない．リハ中の転倒や転落も，医療従事者が一瞬目を離した際に発生する点で共通する．また，乳幼児自らが転倒や転落に対して十分防御できないのと同様に，高齢者や麻痺のある患者は，転倒や転落時に十分受け身が取れないだけでなく，骨の脆弱化による骨折等の危険があり，重症に至る危険が高い．このため，高齢者のリハ中の転倒や転落は上記事件のような大事故に繋がり得るものといえよう．

③ストレッチャーの転落防止ベルトの固定および指導監督が問題とされた事件

[判例] 医療従事者の関与した事件ではないが，救急隊による搬送中，転落防止ベルトで固定していなかったために意識不明の患者（64歳）がストレッチャー（地上高約60cm）から落下し，加療約2週間の前歯2本の折損および口腔内出血等の傷害を負った事件では，搬送を行った救急隊員および指導監督する立場の救急隊員に対し，各罰金10万円の刑が科されている（武生簡略式平13・4・26）．同事件では，転落防止ベルトで確実に固定したうえで，転落を防止しながら搬出すべき注意義務があったと判断されている．また，指導監督する立場にある救急隊員に対して，搬送を行った救急隊員を制止し，ストレッチャーを支える等の転落防止措置の指揮等を怠った点が過失と評価されている．

[ポイント] 同事件が参考となるリハの場面としては，患者に対してリハを行っている際，指導的立場にある医療従事者が，不適切な療法を行っている医療従事者の具体的行為や存在を把握し得たところ，同人に対する是正措置を怠ったために患者が転倒や転落して傷害を負った場合等が考えられる．指導的立場にある医療従事者は，他の医療従事者の業務を常に監督し，不適切なリハにより事故が発生しないよう是正措置を採ることが求められる．

[その他の判例] ストレッチャーからの転落に関する刑事事件として，准看護師がストレッチャーの転落防止柵を確実に固定せずに現場から離れたところ，脳血管性認知症により自制の効かない患者（86歳）がストレッチャーから転落して頬部骨折，頭部外傷等全治1カ月の傷害を負った事件（当該准看護師に対して20万円の罰金が科されている：大阪簡略式平19・8・27），介護福祉士が現場を離れた間に，寝たきりの患者（85歳）がストレッチャーから転落して死亡した事件（当該介護

福祉士に対して罰金 30 万円が科されている：大津簡略式平 22・10・27) がある．ストレッチャーからの転落という事件類型では，転落防止措置を怠ったとして，関与した医療従事者の過失が認められやすい傾向にあるため，転落防止柵の確実な固定およびストレッチャーの脇への付き添いを遵守するようにし，仮にストレッチャーから離れる場合には，患者に対してストレッチャー上で動かないよう指示するとともに，患者がストレッチャー上で動かないことを確認する，他の医療従事者に付き添ってもらう等の配慮が必要となる．

リハビリテーション中の転倒・転落に関する民事事件

医療事故に関する民事裁判の中には，リハ中に発生した転倒などの事故を直接扱った事件が存在する．こうした事件の中には，訓練中の転倒といった典型的な事件（後記①〜③）だけでなく，患者が自主訓練中に窓から転落した事件（後記④）といった稀な事件までさまざまであり，リハ中に各医療従事者の負担する注意義務を考えるうえで参考となる．

①座位保持のリハビリテーション中に患者が転倒した事件

[判例] 陳旧性脳梗塞に伴う痙攣発作を理由に入院した患者が椅子座位姿勢のリハ中に転倒して頭部を打撲した結果，硬膜下出血による脳軟化症により死亡した．本事件の患者には自ら立ち上がろうとする運動機能があり，看護師からの指示を守る十分な能力を有していなかったところ，訓練開始後約 2 時間経過した頃に患者が立ち上がろうとしてバランスを失い後方に転倒した（結論として患者遺族の請求の一部が認められた：東京地判平 14・6・28).

[ポイント] 本事件では，理解力が十分でない患者が医療従事者からの指示を十分に遵守できないことがあるため，そのような患者が指示を守らず転倒し得ることを前提に，転倒回避のために患者の身体固定（安易な身体拘束は違法となる．：最判平 22・1・26，その他，文献 2 参照），常時付き添う等の措置を採ることが求められている．身体抑制が許容される要件が厳しいことを考えると（最判平 22・1・26)[2]，本事件が平成 10 年に発生したものであり，当時が現在ほど身体拘束に対して謙抑的でなかったとしても，本事件の判断は厳しすぎるように思える．しかし，医療事故が発生した際の法的評価は，医療従事者の実感や悩みとややずれた内容となることが少ないとはいえないため，医療事故の回避には細心の注意を払わなければならない．

②歩行補助具を使用した歩行訓練中に患者が転倒した事件

[判例] 自宅での転倒による腰部打撲，腰痛を理由として入院中の81歳女性が，リハ開始3日目からローレーターを使用した歩行訓練を開始したところ，リハ開始17日目に，ローレーターを使用した歩行訓練中に転倒し左上腕骨頸部骨折を受傷した（結論として患者の請求は認められなかった：東京地判平10・2・24）．

[ポイント] 本事件では，補助具選択の注意義務違反，ローレーターの使用方法の説明義務違反等が問題となった．前者に関しては，高齢者向けに使用していた4輪のローレーターを選択しており，また，使用するローレーターのバランス等に不備はなかったとして注意義務違反がないとされた．後者に関しては，ローレーターの使用方法について説明がなされており，また，ローレーターの使用方法は容易に認識できることから説明義務違反がないとされた．補助具を使用した歩行訓練を行う場合，その使用する補助具に不備があったときには医療機関側の過失が認められる可能性が高まる．リハ開始前に補助具等の安全点検を行っていると思われるが，そうした点検はまさに本事件で問題となった注意義務を果たす重要な作業といえる．

③リハビリテーション中に転倒等の外力なくして患者が右大腿骨転子下骨折を発症した事件

[判例] 診察室内で転倒したことにより右大腿骨頸部骨折（以下，第一骨折）を発症した患者（79歳）が右大腿骨頸部の骨接合術（スクリュー式内固定）を受けた後，手つなぎ歩行訓練中に，転倒等の外力なくして右大腿骨転子下骨折（以下，第二骨折）を発症した．このため，骨セメントを使用した人口骨頭置換術を受けたところ，術中に心停止に陥り，最終的に急性循環不全のため死亡に至った．本事件では，リハ中に発生した第二骨折について医療機関側の行為（後記のように不適切な点があったと評価されている）と結果との間に因果関係がないとされたものの，第一骨折の発症について過失が認められたため，結論として医療機関側の損害賠償責任が認められている（結論として患者遺族らの請求の一部が認められた：東京地判平16・3・31）．

リハ中の事故である第二骨折に関して，裁判所は，①医療機関は，患者に対するリハ訓練の大半を，理学療法士と患者が1対1で行うとされる「複雑なもの」に分類し，これに基づき診療報酬請求をしていたため，少なくとも「複雑なもの」については，1人の理学療法士により，患者に対して重点的に個別的訓練を行うべき義務を負っていたところ，患者のリハを担当した療法士は，患者に対して常に1対1での訓練を実施していたのではなく不適切であった，②リハを実施するに当たり，患者の骨粗鬆症の程度は重要な確認事項であり，重度の骨粗鬆症であれば，運動療法等の場面で新たな骨折が生じないよう注意しなければならないところ，患者の骨

粗鬆症について，療法士は具体的に確認しておらず不適切であったと判断した．もっとも，第2骨折は重度の骨粗鬆症が原因で発症しており，転倒等の特段の外力なくして歩行中に突然に生じたものであること，歩行訓練開始後も，患者が2セット目まで特に問題なく歩行することができたこと，リハを開始した後の患者の経過に特に異常があったとは認められなかったこと等から，療法士が1対1での訓練を実施していれば，第2骨折が生じる前に患者が骨折する具体的危険性を予見することができたとまではいえないとして，医療機関側の行為と第2骨折との間の因果関係が認められないと判断されている．

[ポイント] 診療報酬請求に従った内容でリハがなされていない場合，そうした手続的な不適切が医療行為の不適切と関連付けて評価され得る．誤った診療報酬請求は，不適切な請求として返戻対象となるだけでなく，医療機関の過失を基礎付け得ることには注意しなければならない．また，骨粗鬆症の患者に対するリハは，転倒等の外力なくして骨折を発症する危険があり，こうした危険について，患者に対して十分な説明をしたうえでリハを行うとともに，リハ中に突然骨折が発症しないよう注意を払う必要がある．

④自主的なリハビリテーション中に患者が窓から転落した事件

[判例] 多発性脳梗塞の治療およびリハのために入院中の62歳の男性が，午後8時頃，自主的に廊下歩行をしているところを看護師に発見され，リハが終了しており，寝るように促されて病室に戻った．同日午後8時35分頃，患者は，2階と3階の間の踊り場に設置された窓（「危険ですからあけないでください」と貼り紙がされていた）から転落し頭蓋骨骨折，脳内出血および慢性硬膜下血腫の傷害を負った（結論として患者らの請求は認められなかった：東京地判平15・11・19）．

[ポイント] 本事件では，患者側から，歩行や階段昇降時には必ず介護者を付き添わせ，転倒や転落事故等の発生を防止すべき安全配慮義務がある旨が主張された．しかし，患者の不穏状態は治まりつつあり，事故当日に不穏や意識障害がなかったこと，看護師に注意され病室に戻ったこと，看護師は患者がベットに戻り臥床したことを確認していたこと，患者が一度も本件事故のあった階段を下りたことがなかったといった事情があった．このため，裁判所は，本件事故は，窓の施錠を開錠し，転落防止用のバーを越えて窓から外に出ようとした患者の異常な行動によって引き起こされており，こうした異常行動の予見は不可能として医療機関の注意義務違反を否定した．予測不可能な患者の異常行動まで見越して患者の安全確保に努めることは求められないが，本事件と異なり患者に不穏があるケースや，付添の必要な患者に付き添っていないケース〔患者が転倒して死亡したケース（東京地判平15・9・29）では，看護師の介助，付き添いがあれば患者が歩行してトイレに行き

来することは差し支えないとされていたところ，看護師が，患者がトイレから一人で帰室することを容認し，病室まで付き添わなかった点が注意義務違反と評価されている〕等では安全配慮や注意義務を尽くしていないと判断される可能性があることには注意が必要である．

⑤その他：睡眠薬の処方時の転倒

リハのために入院している患者が不眠を訴えた際，睡眠薬を処方することがある．睡眠薬には，一過性健忘，ふらつきやめまいといった副作用がある他，高齢者に対しては慎重投与とされている．このため，睡眠薬の処方されている高齢の患者が夜間に転倒した場合，夜間の独力歩行を避けるべきであったのか，睡眠薬を投与する際の観察看護といった点が問題となり得る．こうした問題を検討する際，患者の健康状態，睡眠薬の投与量，睡眠薬服薬後の状態，過去に睡眠薬を投与した際の患者の反応等を踏まえ過失の有無が判断されている（東京地判平14・5・17）．高齢の患者に睡眠薬を投与する際には，上記点に注意を払い，睡眠薬服薬後の転倒のリスクを評価しておくことが重要である．

その他の場面における転倒・転落に関する民事事件

1）はじめに

リハ中だけでなく，院内歩行やトイレでの転倒，ベッドや車椅子からの転落などさまざまな場面において転倒や転落は起こり得る．こうした場面における転倒や転落に関しては，介護方法や安静度の設定，転倒や転落防止策の内容および実践が争われることになる．本項では，歩行中の転倒やベッドからの転落に関する事件を通じ，注意すべき点，患者が疑問を抱きやすい点（医療側としては患者から誤解されないよう適切に対処することが求められる．）について検討する．

転倒や転落を完全に予防することは不可能である．仮に移動可能な患者の転倒や転落を確実に予防するのであれば，移動や体動を行わないことになるが，体を動かさないことによる廃用の進行は健康に有害であり，医学的に是認されていない（体を動かさないことによる筋力・体力・生体機能の低下，ADLの低下が問題であり，このためにリハを行うのである）．不当な拘束により移動の自由を奪うことは，刑事上の逮捕・監禁罪（刑法220条）に該当し得る他，民事上も不当な人権侵害となりかねない．このため，患者の移動，体動の自由を確保しつつ，患者が歩行やベッド上の生活を安全に行い，不可避である転倒や転落を可能な限り予防するよう注意を尽くすことが医療従事者に求められる．

2）法的視点から見た転倒防止策

病院に入院中の患者に一定の危険が生ずることが予測される場合，その危険な結果発生を防

止するために果たすべき具体的内容に関して，医師には専門的判断に基づく裁量があることを前提とし，①予想される結果の重大性，②予測される結果発生の蓋然性，③結果発生を防止する措置の容易性，有効性，④その措置を講ずることによる医療上ないし看護上の弊害等を総合考慮して判断すべきであると判示した下級審裁判例がある（東京地判平8・4・15）．この判示を参考にすると，受け身が取れず転倒時に重大な骨折や頭部外傷の危険が高い場合（①）や，転倒を繰り返している場合（②）には，転倒や転落予防策としての有効性・安全性（③）を踏まえ，移動や体動を制限することによる興奮やADLの低下，患者の人権に配慮（④）した措置を講ずることが求められる．また，個々の患者の転倒や転落対策を考える場合，患者の病状や精神状態により，その患者に発生し得る転倒や転落の危険性が異なり（①②），その危険性に応じて採るべき措置も異なってくる（③④）．また，患者の判断力・理解力，患者が自身の身体状況に応じた行動がとれるか否かも転倒や転落の予防策を考えるうえで重要であり（広島高判平26・8・22），患者に応じた転倒や転落の予防策の策定および実践が求められる．

3）身体抑制について

転倒・転落予防策の一つとして身体抑制をどのように考えるかは悩ましい問題である〔安易な身体拘束が違法となることについて（最判平22・1・26），その他，文献2参照〕．患者の状態に応じて適切な転倒や転落の予防策を検討し，その中で必要最小限の身体抑制を選択するか否か判断することになる．上肢に限り抑制帯を使用していたところ，この抑制帯がほどけて患者がベッドから転落した事件において，患者の状況に応じ必要最小限の身体抑制が選択されたことや，身体抑制による弊害等が考慮され，転落予防策に関する過失が否定された事件がある（大阪地判平19・11・14）．

①患者が受診のために訪れた病院内で転倒し死亡した事件

[判例] 慢性心房細動のため通院中の病院において，診察後に自動精算機による会計のため歩行移動中の95歳の女性（独歩で1km歩行して通院し，週に1回程度踊りの練習を行っており日常生活に支障はない．）が，パーテーションロープに気が付かずに進行し当該パーテーションロープに遮られたため，または身体のバランスを崩したために転倒した．この転倒により，患者は急性硬膜外血腫および外傷性クモ膜下出血を発症し，転倒8日後に死亡した（結論として患者遺族らの請求は認められなかった：東京地判平24・11・20）．

[ポイント] 本事件では，パーテーションロープが床面から高さ1mの位置にあり，その色も赤色と目立つものであり，その存在が一見して容易に認識される状況であったことから，安全配慮義務に違反がないと判断されている．仮にパーテーションロープが床面すれすれに位置し，その色も床面と同色等視認が困難である場合には，安全への配慮を欠くパーテーションロープの設置と評価されかねない．このため，パーテーションロープを使用する際には設置の位置や高さおよびパーテーションロープの色等により容易に視認できるよう工夫しておくことが必要である．

　また，本事件が発生した日の天気は雨であり，床面の滑りやすさも問題とされた．本事件では床の材質が水濡れ時の滑り抵抗係数0.58のタイルが使用されてお

り，床面のタイル材質に問題がないことが勘案され，安全配慮義務に違反がないと判断されている．床面の滑りやすさは，乾燥時だけでなく水濡れ時においても問題ないことを確認することが重要といえよう．

本事件では，転倒の発生を現認した目撃者がいなかった．このため，種々の客観的状況および事故直後の患者の発言が重視されている．事故直後，患者が事故原因について発言している場合，その発言は，真偽は別にして事故検証の際に重要な資料となる．そこで，患者と意思疎通が可能な場合には，事故直後の患者の認識を聴取し記録化しておくことが必須である．

②トイレ介護の際に被介護者が転倒した事件

[判例] 悪性関節リウマチに罹患しており，要介護4であった71歳の被介護者（女性）が，介護者（介護福祉士，ヘルパー2級免許取得者）から介助を受けて排泄をする際，トイレ内で転倒した．この転倒により，被介護者は症状が悪化し要介護5になったと主張した（結論として被介護者の請求は認められなかった：仙台高判平24・4・25，仙台地判平23・9・29）．

[ポイント] 本事件では，被介護者に対する排泄介助は，通常，以下の手順を踏んでいた．①被介護者の後方の両脇から両手を入れて被介護者を抱きかかえるようにして，または片方の手を被介護者の脇から他方の脇まで差し入れて抱きしめ，もう片方の手を尻の下に入れて被介護者の体を持ち上げるように支えながら被介護者に立位を取ってもらう，②被介護者が手すりを握ることはできなかったものの，横の手すりの上に両肘をはり出すようにして握った手（手刀にした場合にはその刃先状の手部分）または手から肘にかけての腕部分を乗せて体を支える，③介護者が声掛けをしたうえで被介護者から手を離して，ズボンや下着を下ろす，④再度声掛けをして支えながら被介護者に便座での座位を取ってもらい，排泄をしてもらう．こうした手順は一般的なものと思われ，本事件で転倒が発生した際にもこの手順に沿って対処されていたことから，結論として介護者の過失が否定されている．排泄介助の際，被介護者がバランスを崩すことは起こり得る．このため，被介護者が転倒することのないように，適切な介護評価をするとともに，介護実施時には声掛けおよび適切な手順の遵守が重要となる．

本事件の被介護者は，激しく転倒し頭部の打撲および手摺に頭を挟む等した，介護者が突然手を離した，介護者が転倒した被介護者を冷ややかに見下ろした，介護者から殺されると思ったと主張していたが，裁判所はこうした被介護者の主張を排斥している．転倒の目撃者がいない場合には，介護者と被介護者のどちらの言い分が信用できるのかが争いになりかねない．このため，転倒発生直後の時点において，転倒の状況，被介護者の受傷内容，介護者および被介護者の主張を確認し記録しておくことが極めて重要となる．

③患者がベッドから転落して左脛骨骨折等を受傷した事件

[判例] 痙攣発作を起こし救急搬送された80歳の女性が，ICUへ入院中，昼食介助を受けた後，看護師がベッドサイドから離れて間もないうちにベッドから転落し左脛骨骨折等を受傷したところ，転倒・転落防止計画表と異なる扱いがされていたこと，防止計画を担当する看護師に対する医師の監督責任等が争われた（結論として患者の請求は認められなかった：東京地判平25・3・7）．

[ポイント] 本事件では，転倒・転落アセスメントシートおよび転倒・転落事故防止計画表を用いて転倒・転落の防止策が採られており，上記計画表においてベッド上端座位姿勢で床に足がつく高さにベッドを調節するよう記載されていた．しかし，事件では，褥瘡予防マットを使用していたため，ベッド上端座位姿勢で床に足がつかない高さとなっていた．この点が上記計画表等に違反し過失となるか争われたところ，内部的に定められた防止計画表の記載が直ちに医師・看護師等が履行すべき具体的義務の内容となるものではないとされた．また，ベッド高を高くしてしまう褥瘡予防マットの使用には褥瘡予防の必要性という合理的理由があったことから，ベッド高について上記計画表と異なる扱いとされていることが過失ではないと判断された．

　多くの医療機関において，転倒・転落防止に関するマニュアルが作成されていると思われるが，患者の状態によっては，マニュアルと異なる扱いをせざるを得ないことが起き得る．このような場合，なぜマニュアルと異なる扱いにせざるを得ないのかについて合理的理由を説明できるようにしておくことが必要である．本事件では，防止計画表の内容そのものが即座に遵守すべき注意義務になるものではないとされているが，転倒・転落防止に関する基本的な対処方法は，マニュアル上の記載の有無にかかわらず注意義務の内容となる（ベッドからの転落を防止するためにベッド柵を立てる措置について：東京高判平11・9・16．同事件では，患者はベッド柵の立てられていないベッドから転落し，翌日に死亡したところ，ベッド柵の不備について過失が認められている）．

　また，本事件では，転倒・転落防止の中心的関与者であった看護師を監督する医師の責任も問題とされた．本事件の病院では患者のベッドからの転落に対する対策が第一次的には看護師の責任において行われており，監督的立場にある医師は，看護師による対策が不十分との疑いを抱かせる事情が認められるような場合でなければ，ベッドからの転落に対する防護用具の使用について過失が問題となることはないと判断されている．転倒・転落防止策の実践は複数の医療従事者が関与しつつ行われている場合が多く，このような場合には，誰が責任者なのかを明確にするとともに，責任者以外の医療従事者においても作成された転倒・転落防止策を適切に検証することが求められる．

④上肢の身体抑制がほどけ，患者がベッドから転落して脳挫傷，クモ膜下出血等を受傷した事件

[判例]　脳内出血を起こし救急搬送された75歳の男性がICUから一般病室に移動した後，ベッドから床に転落した．患者は意思疎通が一応可能であり，一度もベッドから転落したことがなかった．転落した際に患者の両上肢手首にマジックテープで巻かれた抑制帯がほどけていたことから，抑制帯の使用方法等が争われた（結論として患者の請求は認められなかった：大阪地判平19・11・14）．

[ポイント]　本事件が発生した平成17年5月当時，既に医療現場では，患者に対する身体抑制はできる限り行うべきではなく，身体抑制をする場合でも必要最小限に限るべきであるとの扱いが一般的見解となっていた．裁判所は，患者の尊厳や精神状態，二次的な身体障害の予防等を考えると，このような一般的見解が法的にも是認されると評価している．ベッド柵を乗り越えようとする行動がない患者に対して，抑制帯を用いて上肢を動かすことができない程縛りつけることは過剰なストレスおよび自由に対する不当な制約になると思われる．患者の人権および状態に配慮して緩やかな身体抑制を選択した結果，不幸にも転倒や転落が発生したとしても，適切に身体抑制の評価および身体抑制を実施していたのであれば過失とならないことを本事件は示している．

　また，本事件では高さ47cmのベッド柵が使用されていたところ，このベッド柵は仰臥位または座位にある患者の体動による転落予防策としては適切である旨判断されている．低い柵であれば転落の危険が高まる一方で，高い柵であれば拘束度が高まるという悩みがあるところ，患者の病状および人権に配慮し，場面ごとに適切なベッド柵高を選択することになろう．

3 事故発生後の事後的検証

事後的検証の難しさ

　多くの医療機関では，転倒による骨折など重大な結果が生じた場合，医療安全を担当する委員会などの合議体で当該転倒事故を検証していると思われる．この検証の際，医療安全対策上の理由から，関与した医療従事者の行為についても検討せざるを得ない場合がある．しかし，判断対象となる転倒事故に関し，委員会の構成員が直接的に当該転倒事故を体験していないこと，当該転倒事故につき資料に基づき事後的に判断しなければならないこと，再発予防策の策定が容易でない事案があることなどからその作業は容易ではない．

　転倒事故を事後的に検証する際，転倒前に作成された転倒予防計画，転倒時の状況や転倒後の患者の診察所見が記載されているカルテ，転倒後の初期対応に関するクリティカルパス等は有用な資料となる．もっとも，これらの資料は転倒した患者に対する医学上の対応を目的に作成されていること，記入分量の限界などから，これらの資料を見れば事故の全貌と再発予防策を判断できるとは限らない．そこで，これらの資料に加え，関係者からの事情確認などをふまえて総合的に検討することが必要となる（表5）．

表5　転倒を事後的に検証する際の確認項目

①患者の病状
　・基礎疾患，治療状況
　・麻痺の有無，程度
　・意識レベル（注意力を含む）
②過去の状況
　・過去の転倒の有無，予兆
　・前日までの患者の様子（ふらつきの有無・程度等）
　・転倒予防計画の内容
③転倒当日の状況
　・転倒当日の患者の様子（ふらつきの有無・程度等）
　・担当者（医師，看護師，療法士ら）の転倒に対する予見の程度，根拠
　・（リハ中の転倒の場合）訓練開始から転倒直前までのリハの内容・状況
④転倒時
　・転倒の原因
　・転倒時の患者の状態
　・転倒時の担当者の対応
　・障害物の有無，床面の状況
　・（目撃者がいる場合）目撃条件・目撃内容
⑤転倒後
　・転倒直後の患者の発言・説明
　・転倒後の患者の状態
　・転倒後の担当者，その他の医療従事者の対応（治療を含む）
⑥その他
　・転倒リスクに関する患者および家族に対するインフォームドコンセントの内容
　・転倒リスクに関する患者および家族の理解の程度
　・その他

転倒の目撃者がいない場合

　医療従事者が大きな音を聞いて振り向いたところ，リハ中の患者が転倒していたという場合や訪室時に転倒を発見した場合，この医療従事者は，患者の転倒するシーンを直接見ていない．こうしたケースを検討する際，直接に転倒を目撃した医療従事者がいないため，転倒の状況に関して，客観的に把握できる事実，転倒直後の患者の訴えや医療従事者による判断などを確認していくことが重要になる（図）．転倒の目撃者がいない際の転倒理由を判断した裁判例（東京地判平16・3・31）において，①転倒直後の転倒理由に関する患者の訴え，②転倒現場の状況，③転倒直後に患者から転倒理由を聞いた医療従事者による判断内容などが考慮されており，こうした視点は参考になろう．

　転倒時の状況に関連し，転倒した患者の発見場所がどこであるかは重要である．転倒した場所の床面の状態（水で滑ったか等），障害物の有無（つまずいて転んだか等）などから，患者が安全に歩行するための整備がなされていたか否かを確認することができる．床面の障害物が原因となり転倒に至った場合，その床面は通常有すべき安全性を欠いていたと判断される可能性がある〔東京地判平16・3・31では診察室内の床面のコードを張り付けたガムテープ（床面からの高さ10mm弱）の段差について設備の通常有すべき安全性を欠いていたと判断されている〕．

　床面の障害物が原因となり転倒した事例として，①T字杖見守り歩行訓練中にリハ室の床の継ぎ目（継ぎ目は2mm程度浮いており，足が引っかかりやすい状態にあった）に足先が引っかかり転倒し，大腿骨頸部骨折に至った事例（日本医療機能評価機構「医療事故／ヒヤリ・ハット報告事例検索」事例ID：AD43BEEA860DDBAFF），②診察室内の床面のコードを張り付けたガムテープ（床面からの高さ10mm弱）につまずき大腿骨頸部骨折に至った事例（東京地判平16・3・31）などがあり，障害物の有無の確認は重要である．

　転倒した際，患者が出血したのであれば，その血痕の位置および飛び散った方向から，患者

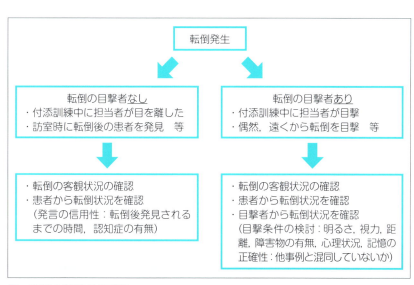

図　転倒の目撃者の確認

がどの向きで転倒したかが把握できる．仮に患者の転倒した現場に歩行を妨げ得る障害物があったとしても，患者を最初に発見した位置および血痕の位置からすると，障害物につまずいたのではないことが明らかとなる場合もあろう．血痕の位置に加え，患者の傷害内容（部位，程度），転倒状況から，転倒した際に周囲に置かれていた椅子などの備品に衝突したか否かが把握可能となる．

転倒の目撃者がいる場合

　転倒の目撃者がいる場合も，前述の転倒の目撃者がいない場合と同様に，まず患者の転倒場所や患者の傷害結果など客観的に把握可能な事実を確認することが重要となる（図）．多くの場合，こうした客観性のある事実と，転倒の目撃者から聴取した内容に齟齬はないであろう．事後検証の際に問題となるのは，転倒の目撃者から聴取した内容と，客観性のある事実との間に著しい齟齬が生じる場合である．

　目撃内容の正確性は，観察状況に影響を受ける．観察状況の客観条件として，①照度，②観察者の視力，③観察者と発生事故との間の距離・角度（近距離か遠距離か，目撃した位置が正面からか背面からか等），④障害物の有無（柱などの遮蔽物の有無等），⑤観察時間の長短が挙げられる．観察状況の主観条件として，①警戒・注意深く見ていたか（継続的に観察している際の転倒か否か等），②冷静であったか否か（他の緊急業務中や経験不足により焦っていた等）が挙げられる．また，目撃内容に関する記憶の正確性について，事故後に記録化されていたか否か，事故後に記録化されているのであれば事故発生から記録するまでの時間，事故後に記録していなかった事項に関しては思い出した時期およびその経緯などが問題となる．こうした各条件により，目撃者の認識の正確性が吟味される．新人など経験の浅い医療従事者が目撃者である場合には，経験不足や動揺により事故の発生当初に事実関係を十分把握できていたのかが問題となり得よう．

　転倒の目撃者の属性によっては，さらに注意すべき点がある．目撃者が当該転倒に関与した医療従事者の場合，当該医療従事者が自己保身的な発言をする可能性が絶対にないとは断言できない．また，目撃者が転倒した患者と親しい関係にある場合，転倒した患者に有利な発言をしている可能性が絶対にないとは断言できない．このため，事後的に事故を検証する際，客観的に把握できる事項と目撃者の説明内容との間の整合性，説明内容の変遷の有無，発見後に記載された記録との整合性といった点に配慮しながら慎重に判断することが求められる．

患者の説明

　患者が転倒した場合，転倒直後に患者から転倒状況について聞きとり，その内容をカルテに記載していることが多いと思われる．転倒を直接体験している患者の説明は，一般的に信用性が高いと言える．東京地判平 16・3・31 においても，転倒直後の患者の発言が，転倒理由を判断する際に勘案されている．もっとも，訪室時に転倒を発見した場合など転倒後時間が経過した後に患者から転倒状況を確認する場合，認知症の患者らからは十分な情報を得ることが容易でない．また，患者が意図的に事実と異なり，医療従事者に厳しい内容の説明をすることも皆無とはいえない．このため，客観的に把握できる事項との整合性，当初の患者の説明内容から

の変遷など，その説明内容の信用性について慎重に検討すべき場合があろう．事後的な患者の主張が否定された裁判例として，使用していた歩行器が三輪であったとする患者の主張を否定し，歩行器が四輪であったと判断された事件（東京地判平 10・2・24），トイレの出入口スロープ部分が水で濡れていたため転倒したとする患者の主張を否定し，転倒場所が通路部分であったと判断された事件（東京地判平 14・5・17）などがある．

（鈴木雄介）

■ 文 献

1) 飯田英男：刑事医療過誤Ⅲ．信山社，2012, p4.
2) 厚生労働省「身体拘束ゼロ作戦推進会議」：身体拘束ゼロへの手引き，2001.

索　引

あ
アセスメントスコアシート　65
誤りなし学習　100
安静度アップ　74
安静度のカラーリング　48
安静度の共有　47
安静度の表示　71
安静度の変更　42
安静度表　35
安静度変更の指示簿　48
安静度変更の判断　43
安全対策　39, 74, 76
安全対策説明書　34
安全評価　85

い
意識障害　95
医師の役割　55
移乗・トイレ動作評価表　47
移乗・トイレ動作評価表（記入例）
　　69
移乗動作の評価　65
移乗動作評価表　46
移乗動作評価表（記入例）　88
医療安全委員会　104
　　――の活動　104
　　――の役割　104
医療過誤　113
医療事故調査委員会　106

え
エラー学習　84
エラーレス学習　84

か
外因性のリスク因子　2
外言語化　101
介助中の転倒　70
外的環境　2
ガイドテープ　38
回復期リハ病棟転倒リスクアセス
　　メントシート　17
回復期リハ病棟における深刻度
　　10
回復期リハにおける転倒予防　32
家屋改修　23
家屋環境の評価　53
家屋調査　23
家屋評価　53
学習法　99
家族からの情報　56
家族参加　79
活動性　4
　　――と安全性　6
　　――と転倒　5
　　――と転倒リスク　8
　　――の不連続性　6
　　――の変化　6, 7
活動性向上と転倒　73
活動性向上と転倒予防　31
活動性向上のシステム　42
活動調整　31
活動度の変更　58
活動能力　59
活動のリスク　73
間隔伸長法　100
環境　63
　　――の不連続性　6
環境設定　38, 63, 64
　　――のマーキング　91
環境調整　102
看護師の役割　59
患者教育　23
患者の説明　126
患者への説明　33
観念失行　97

き
記憶障害　97
機器・文具の活用　101
既知のリスク因子　2
基本動作評価　74
行政上の責任　112
行政処分　113
業務上過失致死傷罪　109

く
訓練室での転倒予防対策　94

け
刑事事件　114
刑事責任　109
言語聴覚士の役割　95

こ
行為に対するサポート　99
公共交通機関の利用訓練　94
高次脳機能障害と転倒　95
行動管理　101
行動に対するサポート　99
行動パターン　61
誤差（エラー）　78

さ
在宅復帰　52
作業療法士の役割　85

し
自己教示法　101
事後的検証　124
システムの構築　44
持続性注意障害　95
失行　97
失認　97
週間スケジュール表　62
障害たしかめ体験　29
障害特性　90
情報共有　92, 102
新人教育　80
身体機能　59
身体抑制　120
人的資源の調整　53
信頼関係の構築　98
心理的サポート　98

す
遂行機能障害　97
睡眠チェック表　61

せ
生活環境の違い　3
生活動作　61, 85
生活リズム　61
精神・認知機能　59
前医からの情報　56
センサー　39, 63
選択性注意障害　96
全般性注意障害　95

そ
損害賠償　110
損害補償　110

た
退院後の転倒　20
退院支援　58
退院時期の決定　52
退院前のアプローチ　23
代償手段の活用　91
タイムプレッシャーマネジメント　101
タッピング　101
妥当な転倒率　54

ち
注意義務　110

て
低活動による不利益　22
低床ベッド　63
手掛かり漸減法　100
手続き学習　100
転換性注意障害　96
転倒　1
　　——と動作能力　9
　　——につながる危険行動　96
　　——による外傷　13
　　——による骨折の部位　13
　　——のいかし方　29
　　——のインシデントレポート　14
　　——の検証　124
　　——の指標　3, 4
　　——の重大性　10
　　——の責任　28
　　——の定義　1
　　——のハイリスク患者　37
　　——の発生時間帯　15
　　——の発生時刻　15
　　——の発生場所　16
　　——の発生要因　2
　　——の目撃者　125
　　——の予防手段　2
　　——のリスク因子　2
転倒時の移乗と歩行の能力　19
転倒時の動作・目的　16
転倒時の能力レベル　20
転倒・転落アセスメントスコアシート　18
転倒・転落アセスメントスコアシート（記入例）　66
転倒・転落スクリーニングシート　39, 40, 65, 74
転倒・転落スクリーニングシート（記入例）　67, 75
転倒・転落対策ラウンド　105
転倒・転落対策ワーキンググループ　105
転倒・転落の判例　114
転倒・転落ハイリスク追跡シート　41, 65
転倒・転落ハイリスク追跡シート（記入例）　68
転倒場所　16
転倒発生時の動作　16
転倒発生の時期　14
転倒発生率　10
転倒予防　31
　　——のエビデンス　23
　　——のためのアプローチ　23
転倒リスクの評価　23

と
トイレ動作の評価　65
トイレ動作評価表　46
トイレ動作評価表（記入例）　89
動作（介助）方法の共有　93
動作環境　91
動作の安全性の評価　43
動作能力と転倒リスク　9
動作能力の向上　90
動作能力の評価　42
動作方法の変更　91
特殊対策　37, 39

な
内因性のリスク因子　2
内因性のリスクの修正　31
内言語化　101

に
日内変動　91
入院時の安静度設定　57
入院時の診察　57
入院時の説明　57
入院時の対応　56
入院初期　55
　　——からの転倒対策　37
　　——の転倒対策　33
入院中の対応　58
入院当日の転倒対策　33
認知症　97
認知リハビリテーション　98

は
配分性注意障害　96
ハインリッヒの法則　80
半側空間無視　97

ひ
ヒヤリ・ハット　80
評価シート　65
標準的対策　37
病態の自覚　99

ふ
不安の管理　98
フィードバック　84
風船バレー　94
不活動による不利益　22
福祉用具の選定　79
物的環境の調整　53
不動のリスク　74

ほ
法的視点から見た転倒防止策　119
法的責任　109

歩行能力評価表　45, 76
歩行能力評価表（記入例）　70, 77
補装具　79

ま
マーキング　63, 91

み
民事事件　116
民事責任　110

よ
抑うつの管理　98

抑制　56
抑制的対応　34
予測できるリスク　55

ら
ランダム化比較試験　23

り
理学療法士の役割　73
リスク因子　2
リスクマネージャー　104
リハ看護　59
リハ（施行）中の転倒　20, 80, 94

リハのジレンマ　9
臨床実践ノート　80

数字
1日のスケジュール表　62
10m歩行　76

欧文
KYT（Kiken Yochi Training）シート　80
Timed Up and Go test　76

回復期リハビリテーションの実践戦略
活動と転倒
リハ効果を最大に，リスクを最小に　　　ISBN978-4-263-21874-7

2016年5月25日　第1版第1刷発行

編著者　大　高　洋　平
発行者　大　畑　秀　穂
発行所　医歯薬出版株式会社
〒113-8612　東京都文京区本駒込1-7-10
TEL.（03）5395-7629（編集）・7616（販売）
FAX.（03）5395-7609（編集）・8563（販売）
https://www.ishiyaku.co.jp/
郵便振替番号 00190-5-13816

乱丁，落丁の際はお取り替えいたします　　印刷・木元省美堂／製本・愛千製本所
Ⓒ Ishiyaku Publishers, Inc., 2016. Printed in Japan

本書の複製権・翻訳権・翻案権・上映権・譲渡権・貸与権・公衆送信権（送信可能化権を含む）・口述権は，医歯薬出版㈱が保有します．
本書を無断で複製する行為（コピー，スキャン，デジタルデータ化など）は，「私的使用のための複製」などの著作権法上の限られた例外を除き禁じられています．また私的使用に該当する場合であっても，請負業者等の第三者に依頼し上記の行為を行うことは違法となります．

JCOPY ＜㈳出版者著作権管理機構 委託出版物＞
本書をコピーやスキャン等により複製される場合は，そのつど事前に㈳出版者著作権管理機構（電話 03-3513-6969，FAX 03-3513-6979，e-mail：info@jcopy.or.jp）の許諾を得てください．